リハビリ

生きる力を引き出す

長谷川　幹
Miki Hasegawa

岩波新書
1787

はじめに

私は大学の医学部卒業後、病院の整形外科に勤務してからリハビリテーション科に移り、一九八二年からは世田谷区の玉川病院リハビリテーション科で働きました。そして一九九八年、同区内に診療所を開設し、病気や事故などで入院して、退院後もリハビリテーション（以下、リハビリ）が必要で、自宅で暮らしている障害のある人たちの診療を続けています。もっとも長い人とは、二〇年以上の付き合いになります。

日常的には訪問診療が中心で、外来での診療もしています。そのほかに、診療の枠を超えて、障害のある人、医療・保健・福祉関係の人たちといっしょに、さまざまな地域活動を並行しておこなってきました。

例えば、私のある一日。

診療所の外来に、入院している患者の家族が相談に来ました。

「あるとき急に嘔吐し、ボーっとして様子がおかしくなったので、あわてて救急車を呼びました。入院先では小脳出血と診断され、そして手術の説明がありました。手術を受けて入院していますが、まだ意識は戻りません。この先、リハビリは、どう考えればよいでしょうか」というものでした。

私は、「主治医と相談しながら、当面、本人の意識が戻るまで、関節が硬くならないように、日々動かしてください」と話しました。なぜなら、重度の病気だった人の症状が半年以上かかって改善するようになる場合、関節が動くことがまず大事だからです。長いあいだ動かしていないと、膝関節が硬くなって立つことができなくなったり、手指の関節が硬くなって手が使えなくなったりすることがあります。筋力の低下は、高齢でなければ半年～一年くらいたってからでも改善の余地はありますが、関節は一度硬くなってしまうと改善の余地は少ないのです。

また、私の別な一日。その日は、訪問診療です。

訪問診療で初めてその家を訪ねるときには、玄関でインターフォンに応えた「誰ですか?」

の問いに、「三軒茶屋内科リハビリテーションクリニックの長谷川です」と言うのか、単に「長谷川です」と言うのかを、まず考えます。患者本人や家族の中には、医師が自宅に訪問することを近所に知られたくないと思う人もいるからです(このことは、4章で詳しく述べています)。家の中に通されて、そこで初めて本人に会います。私はまず自己紹介をして、そのあとは本人から話を聞くことを中心にして、ときには家族から補足してもらいます。

しかし本人に、失語症、記憶障害などがあるときは、本人から直接話を聞くことがむずかしく、本人の重症度にもよりますが、つい家族から話を聞くことになってしまいます。この家族との話が長くなると、本人は無視されたと思うのです。失語症の人が、「私のことを私には聞かないで、家族に聞くことが多いのはおもしろくない」と思う場合が少なくありません。

このようなことがあるので、本人だけからでは話を十分に聞くことができない場合、実際には、事前に紹介された医療機関などの情報の内容を参考にして、本人とは要点を確認します。そして家族からは少し聞く程度にして、本人の診察をしています。

診察は、ポイントを絞っておこないます。本人、家族と私が初対面のときにはお互いに緊張し、ふだんの状態が出にくく、あるいは逆に張りきってふだんとは違う能力を発揮することもあります。

　そのため家族の中には「このようにいつもしてくれればいいのに」と言う人がいます。そのようなとき、私は、「第三者に対しては張りきることが多いのです。でもこれは今の本人の能力が、これくらいあることをあらわしています。それを認識して、この状態がふだんもできるようになるにはどうすればいいか考えていきましょう」と助言しています。

　その後、数回訪問する中で、本人の日常生活を把握するようにしています。

　たとえば私は、介助を持続しないと立っていられないのか、それとも一人で立っていられるのか、それは数秒程度か、もしくは三〇秒以上は可能か、などで歩行能力を推測しています。

　さらに、本人の心理がどのような状態かの判断はきわめて重要です。一般的に、脳卒中や脳外傷などで脳損傷の症状を発症すると、本人は発症前と現在の状態とを比較して、その差に愕《がく》然《ぜん》とし、「何とか元の状態に戻りたい」と思う場合がほとんどです。しかし、改善することはあっても、一〇〇％元に戻るのは、多くの場合、むずかしいのが現実です。そのため、初めての診察のときに、「元の状態に一〇〇％戻るのはむずかしいですが……」と言うことが多いのですが、この「……」をどのように言うのかを、私は工夫しています。

玉川病院に勤務して数年後、退院した元患者の〝同窓会〟に招かれました。その二次会で、ある元患者から、「言っていることは正しいけど、言い方があるのでは？」と問われ、私は一気に酔いがさめ、冷や汗が出ました。その後は、患者の心理的な変化をじっくりとみて判断し、それに合うように意識して話すように心がけました。

また、障害のある人や患者は、医療機関の外で本音を言ってくれるのではと考えて、地域で積極的に会うように心がけました。

あとで述べますが、脳卒中や脳外傷による片まひが主な人と、失語症や左半側空間無視などの高次脳機能障害が片まひと合併している人では、重症度にもよりますが、心理面での時間による変化は異なります。前者は数カ月後に、後者は六カ月〜一年後に「元のように治らないのでは」と気づいて、落ち込むことが多い印象があります。

医師は何が原因か、発症からどのくらい経過しているかを常に頭に入れておいて、本人はどのようなことが知りたいのか、を推測しつつ、日々の状況を質問しながら反応をみます。

また、今後の見通しについて説明するとき、厳しい表情に変わるのか、それほど変わらないのかをみています。厳しい場合には、ある程度ぼんやりとした話に戻すことになりますが、そのように話の転換がしやすいように、ゆっくり話しながら本人の表情を観察し、いつでも話の方向を変えられるようにしています。

このように見通しについて説明する際、率直に話すか、本人に気づいてもらうように話すか、少し曖昧なままにするか、選択するのです。発症から六カ月〜一年以上経過していて、「このまひした手はどうなるのですか?」との問いに対し、「具体的に知りたいですか?」と返して、「そうです」という返事があれば、例えば、「箸が使えるようになるのはむずかしいです」などと説明します。それに対して本人からは、「先がわかってよかった」という返事があるときには、そのまま話を進めていきます。

しかし、一年以上経過しても不安そうに「この手はどうなるのですか?」と問われれば、「半年前はどうでしたか。そのときと今とは、どのくらい変化していますか?」と答えて、「少ししか変わっていない」と言ったら、「それでは、このペースで変化するとしたら半年後はどうなっていると考えますか?」と本人が判断できるように答えています。そうすると、本人はむずかしいなというような表情になることが多いです。その際、否定的に終わるのではなく、この状態でもいろいろなことができるというような例を説明します。例えば、練習すれば左手だけで調理をしている人がいる、片まひでも泳いでいる人がいる、など肯定的な話で終わるようにしているのです。

一般的に「年だからよくなるのは無理」、「難病だから進行するのがあたりまえ」、「重度であればよくなるのはむずかしい」などと思っていることが多く、実際、医療者の口からそのような言葉が出ることも少なくありません。

でも、はたしてそうでしょうか。

私たちは、四〇年近く、世田谷区の医療機関を拠点にして、地域で障害のある人や家族とさまざまな活動をするなかで、「八〇〜九〇代の高齢者も年齢相応に改善する」、「神経難病でも改善する部分がある」、「重度でも改善する」ということをみてきました。年齢が要因であることはなくはないのですが、発症したあとに、医師、看護師、理学療法士、作業療法士、言語聴覚士などから、どのような助言を受けたのか、自分の状態を認識しているのか、自主練習をするかどうか、などによりその人の暮らしは変わってくるのではないかと思うのです。詳しいことは後の章で述べます。

リハビリの重要な視点とは本人の心理、そして意向を大切にし、本人の強みを伸ばせるようなプログラムを提案し、本人と医療者、ときには家族との協働作業で実践していくことです。そして最終的には、本人が再び主体的に考えられるようになり、みずからの暮らしや人生を自分らしくつくり上げていくことなのです。

目次

1章

リハビリテーションとは何か

語源を探ると

「リハビリテーション」という言葉を聞くと、骨折後に理学療法室で汗水流して痛みをこらえ「機能訓練」をしている姿を思い浮かべる人が多いと思います。病院のリハビリテーション科では、理学療法室、作業療法室、言語聴覚療法室などで理学療法士、作業療法士、言語聴覚士によりおこなわれる理学・作業・言語聴覚療法(まとめると「療法」)が中心のため、それらが「リハビリテーション」と思われているためかもしれません。

この「療法」はリハビリテーションの重要な一角を占めますが、それだけではありません。リハビリテーションの語源を遡ると、中世の教会から破門になった人が、市民としての権利を回復した際に「Rehabilitation」という言葉が使われていたと言われています。

全米リハビリテーション評議会では、一九四二年に「リハビリテーションとは、障害者をして身体的、精神的、社会的、職業的、経済的にできるかぎり有用性を回復させること」(中村隆一監修『入門リハビリテーション医学』第三版、医歯薬出版）と定義しました。つまりリハビリテーションがかかわる対象を、単に身体的な障害に限定しているのではなく、その人の人生全体の回復にかかわることを示しています。

戦後、Rehabilitation の言葉が日本に導入された際には、適切な日本語が見つからず、片仮名の「リハビリテーション」になったと言われています。

さらに、例えば医師の上田敏氏は人権の視点から「全人間的復権」（『目でみるリハビリテーション医学』第二版、東京大学出版会）と、同じく医師の竹内孝仁氏は生活の視点から「破綻した生活の再構築」（「リハビリテーション医学――人間科学としての特質と展望」『医学のあゆみ』一〇五号）と、リハビリテーションを定義しています。

ちなみに、リハビリテーションを韓国では「再活治療」（재활치료）、中国では「康復」とあらわしています。この言葉からも、生活や健康に視点が置かれていると考えられます。

このように、リハビリテーションは、「理学・作業・言語聴覚療法」に限定するのではなく、その人が生きている社会などを包括した生活全体に関連する言葉なのです。

国際社会の変化

国際的にみていくと、一九六〇年代にアメリカで始まった自立生活運動のなかで、障害のある人が「Nothing about us without us!(私たちのことを、私たち抜きで決めてくれるな!)」とアピールしました(有川宏幸ほか「"Nothing about us without us!"がもたらすもの」『日本教育心理学会第五七回総会発表論文集』)。

また、世界保健機関(WHO　World Health Organization)では、一九六九年に「リハビリテーションとは、障害の場合、機能的能力が可能なかぎり最高の水準に達するように、個人を訓練あるいは再教育するため、医学的、社会的、職業的手段を併せ、かつ調整して用いること」(中村監修、前掲)としていました。

さらに、WHOは国際障害者年にちなんで、一九八一年には「リハビリテーションは、能力低下および社会的不利をもたらすような状態の影響を軽減し、能力低下および社会的不利のある者の社会的統合を達成するためのあらゆる手段を包含している」(中村監修、前掲)としました。

これに対し、国際的な障害者団体である障害者インターナショナル(DPI)は、同じ年に「リハビリテーションとは損傷を負った人に対して、身体的、精神的、かつまた社会的に最も適した水準の達成を可能とすることにより、各個人がみずからの人生を変革していくための手段を提供していくことを目指す、時間を限定したプロセスをいう」(中村監修、前掲)と述べました。

このようにWHOは「最高の水準に達する」から「能力低下および社会的不利のある者の社会的統合を達成する」と視点を変えました。また、障害者自身は「みずからの人生を変革して……時間を限定したプロセス」というように他者の支援を受けつつも障害者自身が変革し、さらにずっと支援を受け続けるのではないというメッセージを送っています。

国際障害分類から国際生活機能分類へ

これらの経過のなかで、WHOが一九八〇年に提起した国際障害分類があります。これには、機能障害、能力低下(能力障害)、社会的不利の三段階があり、疾病により機能障害が生じ、それが能力低下(能力障害)、社会的不利を招くというように一方向に位置づけられました。

これに対し、障害者インターナショナルは、すべての人びとがともに考えることである、と提起しました。そして障害者代表、専門職代表、研究者代表のそれぞれの人数が三分の一ずつ

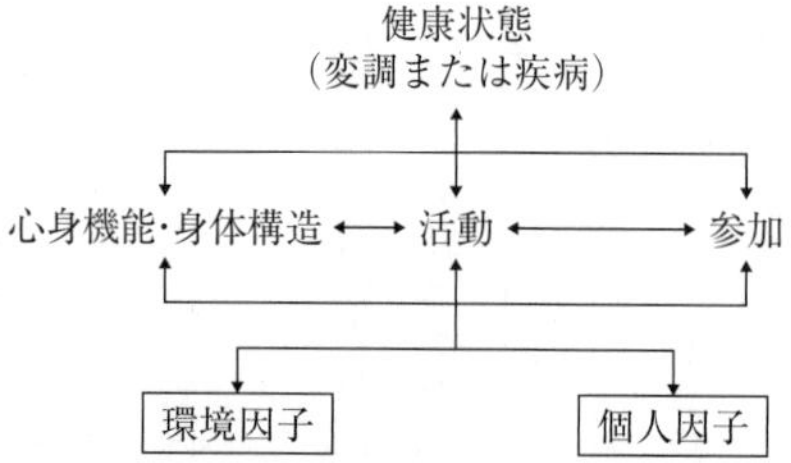

出典：WHO，2001年（中村隆一監修『入門リハビリテーション医学』第3版，医歯薬出版，2017年より）

図1-1　国際生活機能分類

集まった会議において、国際障害分類は二〇〇一年に国際生活機能分類（ＩＣＦ　International Classification of Functioning, Disability and Health）に変更されました（図1-1）。

ここでは、すべての人の生活機能を、心身機能・身体構造、活動、参加の三つに分類し、病気やけがをすると、心身機能や身体構造に障害が生じ（機能障害）、活動が制限され、参加が制約されることになるとしました。

また、機能障害、活動の制限や参加の制約は健康状態だけに起因するのではなく、背景には、環境因子と個人因子が関与している、となったのです。環境因子は、人々が生活し、人生を送っている物的な環境や社会的な環境、人々の社会的な態度によってつくられている環境のことで、肯定的な影響（促進因子）または否定的な影響（阻害因子）を及ぼし得ます。

一般的に、環境因子と聞くと段差、階段などの物理的な環境を思い浮かべやすいのですが、それ以上に周囲の人々の本人への態度などが影響しています。私たちの人間関係でも、「あの一言で勇気が出た」、「あの一言でがっかりした」などのように言い方や態度によって、良くも悪くも影響を受けることが多く、障害のある人も同様です。

個人因子は、年齢、性別、社会的な状況、人生での経験などです。

かつての国際障害分類では、機能障害から能力低下(能力障害)、さらに社会的不利にと一方向に進みました。ともすると社会的不利にならないために、機能障害の改善や能力の向上にとらわれすぎると、理学・作業・言語聴覚療法を長期間継続することが第一になりかねません。国際生活機能分類では、心身機能や身体構造、活動、参加は一方向ではなく、それぞれ双方向の関係で成り立っているとしました。参加を経験することにより自分に対して少し自信がついて落ち着きを取り戻すと、自分の状態を再認識しやすい心理状態になります。そしてそれにより活動が展開された結果、機能の改善に結びつく、あるいは自主練習により機能が改善することが可能になることも示しています。

障害のある人が参加する

このように、一九六〇年代から立場の違いによりさまざまな意見がありました。しかし、二一世紀に入り、例えば障害のある人の問題を討議するときには、障害のある人と実務者、研究者の人数が三分の一ずつ同じテーブルについて討議し、意見を集約するかたちが世界基準となってきたと思います。

日本でも、二〇〇九年に「障がい者制度改革推進会議」が設置され(二〇一二年、廃止)、二六人の構成員のうち一四人が障害のある人とその家族でした。これをきっかけにして、二〇一六年四月に「障害を理由とする差別の解消の推進に関する法律(いわゆる「障害者差別解消法」)」が施行されました。

これまで、障害のある人への対応は福祉の視点から支援していましたが、この法律によって人権の視点に変わりました。障害のある人が、みずから発言、行動し、これまでの「迷惑をかけるのではないか」という懸念は払拭していき、障害のある人もない人も双方向に発言、行動し、学びあう社会への道が開かれました。今後、全国の障害のある人に関する審議会で、障害のある当事者が全体の人数の三分の一参画することが標準になれば、障害者の差別を解消する方向へさらに促進されるでしょう。

私の考えるリハビリテーション

そのことを踏まえて、私なりにリハビリテーションを次のように考えています。ただし前提として、私は脳卒中などの中途障害のある人（人生のなかばで障害をおった人）とのお付き合いがほとんどですので、ここではその人たちを念頭に置いています。

私は自著の『脳卒中者のリハビリテーション』（一九九三年）で、リハビリテーションは人に対して用いる言葉とし、その意味から、「脳卒中のリハビリテーション」ではなく「脳卒中者のリハビリテーション」としました。

そして、その中で、リハビリテーションとは「なんらかの疾患を契機にして障害が残った人が、病前の生活の転換を余儀なくされ、家族を含めて新たに張りのある生活を再構築していくことである。さらに、障害者、老人などが住みやすい社会にしていくことも目的にする」としました。

いまは、次のように考えています。

リハビリテーションとは、「何らかの疾病、外傷などに起因する障害のある人が、身体・認知能力の改善を図りながら、心理的に立ち直って主体的に活動して社会参加をはたすこと。さらに支援の『受け手』でありながら『支え手』を担うこともあり、地域に住む人々が障害のある人と双方向に学びあう社会をめざすこと」です。

そのことを、私はいままでに出会った数多くの障害のある人たちから学びました(以下の章の事例に登場される方々には、この本に自身の体験を掲載することを、ご了解いただいています)。

なお、この本の書名にある「生きる力を引き出す」とは、障害のある人が自分のもっている力を、みずから引き出す、ということを意味しています。

2章

どのような病気、けがの人がリハビリをするのか

私は一九八二年に、世田谷区内の玉川病院リハビリテーション科に勤務し、四二病床の入院患者と、外来患者を診ていました。その後、病院内に限定された医療から、在宅での医療、そして生活の場へ近づくため、一九九八年から同区内の診療所を拠点に活動しています。

主に発症から三〜六カ月以上経過した高齢者や障害のある人を地域で診ていて、二〇一一年からは、訪問診療、理学療法士や作業療法士による訪問療法を中心におこなっています。そのため、この本で紹介する理学・作業療法は器械などを使うのではなく、在宅や地域での、本人の自主練習に結びつくような内容のリハビリになっています。

世田谷区内での四〇年近い経験からみると、リハビリの対象になる疾患は脳損傷が一番多く、次に骨関節疾患、そして神経難病、生活不活発病(廃用症候群)などです。

1　脳損傷

脳損傷は脳外傷の意味だけで使われることもありますが、ここでは脳卒中、脳外傷、低酸素脳症などを総称して用います。そして、脳卒中には、脳梗塞《のうこうそく》、脳出血、くも膜下出血などがあります（以下、内山真一郎ほか監修『脳卒中の治療とケア』医学芸術社を参照）。

(1)　脳梗塞

脳の血流量と脳梗塞

内科医の内山真一郎氏によると、脳の血流量が四〇～五〇％以下になると、脳細胞は活動を停止します。そして、血流量が二〇％以下の状態が続くと、脳機能に傷害が生じます。

脳組織の血流量が一時的に不足したときには、一過性脳虚血発作が起きて、一時的に軽い片まひなどが生じますが、血流量が元にもどると、二四時間以内に症状は消えます。しかし、脳の血流量が少なくなり血管が閉塞し、脳の一部が活動を停止すると、脳梗塞になります。

脳梗塞は、脳血栓と脳塞栓《のうそくせん》にわけられます。

脳血栓

脳血栓には、その一つとして脳血管内に脂質が沈着し、血管の内膜が狭くなって起きるアテローム血栓性があります。

また、脳の奥のほうにある直径五㎜以下の脳血管に梗塞が生じた、ラクナ梗塞があります。

脳塞栓

心房細動などにより心臓内に血栓ができ、それが動脈に流れて脳の動脈を閉塞するのが心原性塞栓症です。その閉塞した血管が再び開通すると、出血性脳梗塞になることがあります。

脳梗塞発症後四時間半以内で全身状態が安定していれば、t-PA(組織プラスミノゲン・アクチベータ)によって閉塞した血管の血栓を融解して再び開通する治療があります。また、脳梗塞が大きいと、浮腫により頭蓋骨に囲まれた脳が圧迫を受けるかたちになり、生命の危険性が

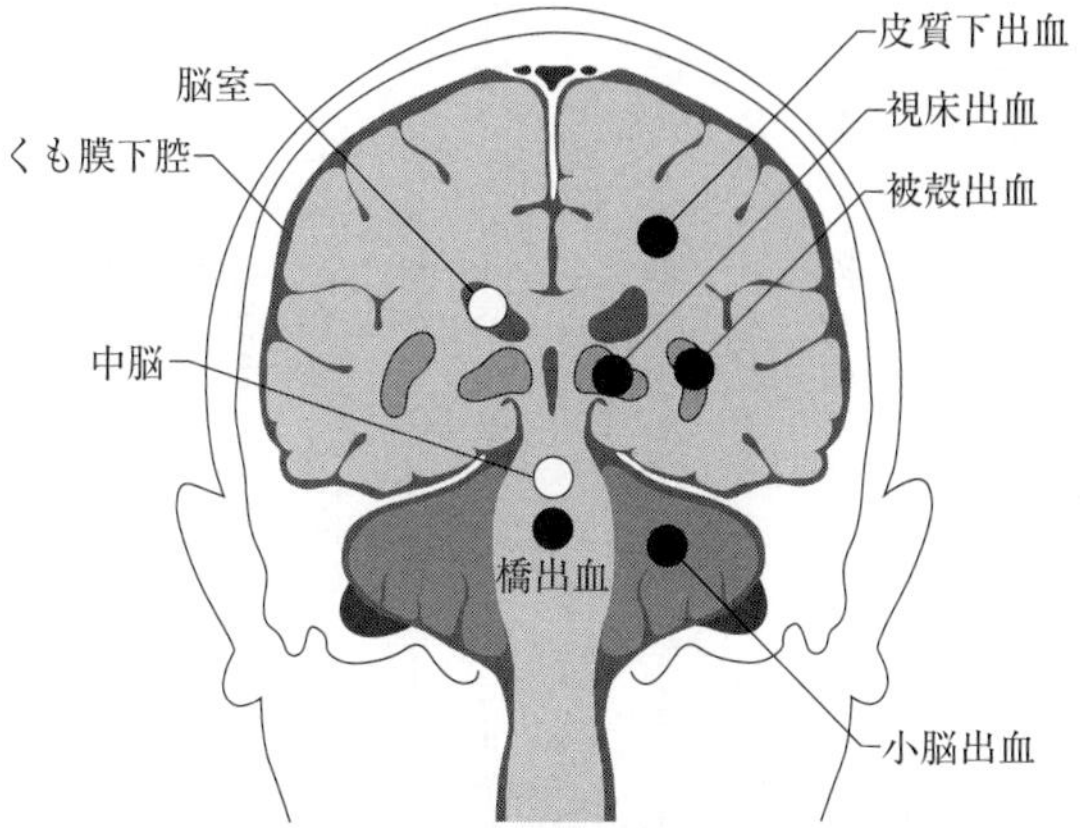

出典：内山真一郎，NTT 東日本伊豆病院看護部監修『脳卒中(Brain Attack)の治療とケア――急性期の治療・看護と回復期のリハビリテーション看護』医学芸術社，2003 年を一部改変

図 2-1　脳出血の発生しやすい部位

高まるので、その部分の頭蓋骨を一時的に外す頭蓋骨除去術がおこなわれます。

(2) 脳出血

脳出血は脳血管が破れて、脳内に出血することです。

脳血管は他の動脈より血管の壁が薄いため、内山氏によると、高血圧症が続き、細い動脈が硬化することにより、血管壊死が生じて、血圧変動で脳動脈が破れると言われています。脳出血が発生しやすい部位は、被殻《ひかく》、視床《ししょう》、小脳、橋《きょう》、皮質下です（図2-1）。

脳出血量が多く、脳を圧迫して生命の危険性が高まれば、血腫徐去の手術をおこないます。

（3）くも膜下出血

脳全体の頭蓋骨の内側を軟膜、くも膜、硬膜が覆い、くも膜と硬膜のあいだをくも膜下腔といいます。くも膜下出血の多くは、くも膜下腔にある脳動脈瘤が破裂して生じます。脳動脈瘤は大きな動脈の分岐部に発生しやすく、脳外科医の種子田護氏によれば、先天性の血管の弱い部分に後天性の血流や血圧の負荷がかかって動脈瘤が発生する（『ニュースタンダード脳神経外科学』第四版、三輪書店）、とされています。

そして脳動脈瘤が再び破裂すると生命の危険性が大きくなるので、最初のときに手術をするケースがほとんどです。手術は頭蓋骨を開けて動脈瘤と血管の接ぎ目をクリッピングするか、動脈瘤の内部をコイルで塞栓（充塡）する血管内治療をおこないます。

ただし、発症後二週間以内に動脈瘤の破裂による血液が脳動脈に作用して脳血管攣縮《れんしゅく》が起きて梗塞ができると、高次脳機能障害や片まひなどが生じます。

また、くも膜下腔内に出血した血液が癒着を起こすと、脳脊髄《せきずい》液の出口である静脈を塞《ふさ》ぎます。そうすると脳脊髄液が脳室内(図2-1)にたくさん溜まり、脳圧が高まること(正常圧水頭症)が少なくありません。その結果、脳全体が機能低下をきたし、注意力の低下、立ったり歩いたりするときのふらつき感、さらに尿失禁などが生じます。

治療としては、脳室内の脳脊髄液を、脳あるいは脊椎《せきつい》腰部から腹腔内に逃がすシャント術がおこなわれます。その後、シャントが詰まることがあるので、年に一ないし二回、CTなどで経過をみる必要があります。

(4) 脳外傷

脳外傷には外からの直接の力で生じる直撃(直達)外傷、直撃された反対側が損傷を受ける反衝(間接)外傷、交通事故などで脳が頭蓋骨内で急速度で回転することにより生じる瀰《び》慢《まん》性軸索《じくさく》損傷があります。

前の二つは、外からの力によるため、おでこの内側の前頭葉、耳の内側の側頭葉の損傷が多く(種子田、前掲)、後者は、脳の表面にある脳細胞をつないでいる脳の内部の多くの軸索(神経細胞から興奮を伝える突起)が破断することにより生じます。

脳卒中の場合と違い、一つひとつの病巣が小さいと、脳のCTやMRIの画像に写りにくいことがあります。そのため、脳卒中は画像の病巣の大きさと症状の重症度が比較的関連していますが、脳外傷は関連していないことが少なくないので、症状を詳細に検査するのが必要とされています。

事例　一〇代で脳外傷

この人は一〇代のとき、バイク事故により、脳外傷を受けました。そのため、左急性硬膜外・下血腫を除去する手術がおこなわれましたが、意識はありませんでした。受傷四カ月後に意識障害が改善し、左腕が動き始めました。

受傷一年後、リハビリ病院へ転院しました。「このころのことは覚えている」そうです。その一年後に退院し、自宅に戻りました。頭蓋骨は一部欠損し、呼吸ができるように気管切開部にカニューレ管を入れ、栄養は胃ろうのチューブで注入していて、全介助の状態でした。けいれん発作が起きていて、医師、看護師、理学療法士が訪問していました。

受傷から五年後には尿意がはっきりし、翌年、左半身の動きが改善しました。

そして七年後、けいれん発作はピークとなり、多いときには一日数回ありました。その後は、月数回でした。九年後、全介助のままでしたが、見守りや介助があれば、座っていることができ、車いすに一日約四時間乗っていました。

受傷から一一年後、初めて私と作業療法士、他の訪問看護ステーションから看護師、理学療法士、言語聴覚士が訪問しました。失語症、右片まひ、軽い左片まひがあり、気管切開部にカニューレ管、そして胃ろうのチューブが挿入されたままで、全介助の状態が続いていました。作業療法士は起き上がり、座ること、立ち上がり、立つことなどの練習、自主的な筋力練習などへの助言、左手を使った調理の練習などをしました。でもこのときは、月一～二回、けいれんの発作があらわれていました。

けいれんの発作がなぜ起きたのかを分析すると、ジグソーパズル、外出などでの疲労が引きがねになっているのではないかと思われました。そこで、本人に説明し、疲労に注意するよう話したところ、しばらくして、けいれんが激減し、年数回になりました。また、ベッドサイドの背もたれがない状態で座ることが、一時間はできるようになりました。

その翌年には、練習することにより、口からものが少しずつ食べられるようになりました。

そして、背もたれのない状態で座るのが一回に二時間できるようになり、立ったままの状態を保つことも、体を支えていればできるようになりました。

その次の年には、日中横になることが少なくなり、私と本人の両親が話をしていると、手で遮り、自分が話すと意思表示をするようになりました。

受傷から一六年たったころから、電動車いすで外を移動する練習をしています。

このように重度な状態でも、年単位の経過の中で、医療者が本人の力を評価して支援すれば、徐々に自分の力が発揮できるようになることもあります。

けいれんの発作に関しては、本人の疲労が原因ではと考えられたので、外出時間が長くならないように自分で調整するよう説明しましたが、家族は後日談で、私が「無理なことを要求しているのではと思った」そうです。しかし私は本人の表情、会話での反応などから「できるだろう」と判断しました。

一般的に家族は、受傷時の重度な状態が強く印象に残るため、いろいろなことはもうできないだろうと、現状の能力を低くみる傾向があります。そのため、医師や療法士などの専門職は、発症から長く経過していても、本人の現在の状態から改善する可能性があるかどうか

――を、的確に判断する必要があるのです。

その後、先に私が書いた、これまでの経緯を読んだ家族の方から、次のような感想が寄せられました。

「先生が往診時に息子と日常会話をしてくださる様子を見ると、自分が描く健常者のイメージからほど遠い息子の外見的容姿（頭蓋骨の大きな陥没、気管切開、胃ろうなど）から、息子の脳損傷のダメージで、どこまで会話が理解できるだろうか？　どこまでコミュニケーションが成立するだろうか？　と考えてしまいます。

息子の脳障害を理解したくて、自分なりに多方面から客観視できるようにと資料や本を読んでいますが、知識としての理解で、息子に関連させての納得まで至りません。

でも、現実に先生との会話で、息子は確実に心身の回復を見せてくれています。私は今までの在宅生活の苦悩の日々で、息子の人生は家族でしか守れないと実感し、思いこんできました。

しかし、先生をはじめ多くの療法士の方々にかかわっていただけたことで、息子の生活は受動的な生活から主体的な生活に変化してきました。

　本人の生活の中で生まれてきた葛藤の数々も知ることができて、大きな喜びを感じています。どんなに思い障害を背負っても、特別ではなく普通に生きてよい生活環境に出会えたことはとても幸せです。そのことに気づくと私の介護生活も、心が軽くなってきます」

(5) 低酸素脳症

　脳の一㎣あたりの毛細血管の長さは約一mあり、脳の血液循環量は一日に二一六〇Lで、心臓の拍出量全体の約一七%です(岩井榮一『脳――学習・記憶のメカニズム』朝倉書店)。

　また脳の酸素消費量は、「日本救急医学会・医学用語解説集」によれば、全体の約二〇%です。さらに脳のグルコース消費量は全体の約二五%であり、これらから脳はいかに血流、酸素、グルコースを多く必要としているかがわかります(尾前照雄総監修『これだけは知っておきたい脳卒中』日本放送出版協会)。

　その結果、心停止で血液が全身に送られなくなると、他の臓器には影響がない時期でも、脳は最初に影響を受けるため、低酸素脳症という後遺症が生じます。

なお低酸素脳症の症状は、心停止していた、おぼれていたなどの時間により大きく影響を受けます。

ここまでは、脳損傷のさまざまな原因を説明しましたが、これらにより、次に説明する要素的機能障害と、高次脳機能障害があらわれます。

(6) 要素的機能障害

要素的機能障害とは、片まひ(運動まひ、感覚まひ)、運動失調、構音・嚥下《えんげ》障害が代表的なものです。

運動まひ

まひというと「筋肉の力がない」と一般には連想されます。しかし、例えば運動まひに関しては、筋肉の緊張が強くなる部位と弱くなる部位が生じます。

腕・手の場合、肘《ひじ》、手首などを曲げる筋肉の緊張は強く、肘、手首を伸ばす筋肉の緊張は弱くなります。あし（脚・足のこと。以下同）は逆に股関節、膝関節を伸ばす筋肉の緊張が強く、曲げる筋肉の緊張が弱くなります。腕・手は全体として曲がり、あしは全体として棒のようにまっすぐに伸びて、ウェルニッケマン肢位と呼ばれる独特な体の状態になります。

筋肉の緊張は、痛み、寒さ、体調不良、精神的なストレス、がんばりすぎなどにより亢進《こうしん》します。一般的に、例えばまひした筋肉に力をつけようと、一生懸命歩く距離を延ばしたり、ジムに行って筋力強化練習をやりすぎると、筋肉の緊張が強くなり、痛みがあらわれることがあります。こうなると、逆効果になります。大いにがんばればよいというわけではなく、「ほどほど」がいいのです。詳細は、理学療法士や作業療法士と相談する必要があります。

感覚まひ

次に、感覚まひがあります。

感覚には触る、痛い、熱い、冷たいなどの表在感覚と、関節が動いている感じなどの深部感覚、手に何をつかんでいるかがわかる複合感覚があります。この表在感覚と深部感覚は、歩行に大きく影響します。

人は目で確認しなくても、あしがどのような状態でどのように動いているかを瞬時に頭の中で判断し、転倒しないように対処しています。しかし、感覚がまひするとあしがどうなっているかの判断が困難になり、不安であしを恐る恐る動かす、あるいは足元だけを見て前方を見なくなったりして、うまく歩けません。

また、運動まひが軽度で手指が動いても、感覚まひがあると、箸を使うにも微妙な力の入れ方がわからなくなります。このようなことを知らない周囲の人から「もっと手を使ったら」などと言われると、本人は「わかってもらえない」と嘆くことになるのです。

運動失調

運動失調は、小脳への傷害が原因であらわれます。

まひでは個々の筋肉が動かなくなりますが、運動失調では個々の筋肉は動きます。しかし、筋肉の動きを調整しての調和ある動きができなくなります。そのため、目標に向かって手を動かそうとしても、震えて思うように到達できなくて、ものがつかめません。立っているときや歩いているときには、体がグラグラして不安定になります。

構音・嚥下障害

構音・嚥下障害は唇、舌、咽頭《いんとう》、喉頭《こうとう》などの筋肉のまひで生じます。

右半身は脳の左側、左半身は脳の右側と、反対側の脳の神経がコントロールしていますが、咽頭、喉頭などは大部分を両側の脳がコントロールしています。そのため、大脳の片側だけの傷害では部分的な障害となり、急性期を過ぎると片まひのような大きな問題になることは少ないのです。ただし、本人は発症前との違いを認識して「以前のようにはできない」という思いが強くあるので、周囲の人はその思いを念頭に置いておく必要があります。

他方、大脳の両側や脳幹の両側に病巣がある場合、構音・嚥下障害は、はっきりとあらわれます。話し言葉はぼそぼそと聞きづらくなり、飲み込むときにむせやすくなります。

2　骨関節疾患

(1) 骨　折

高齢社会になり、骨粗鬆症を起因とした骨折は多くなっています。骨粗鬆症は女性ホルモンと関係があり、閉経後の女性に多い疾患です(6章1参照)。

骨粗鬆症による代表的な骨折は、大腿骨頸部骨折《だいたいこっけいぶこっせつ》、胸《きょう》・腰椎《ようつい》圧迫骨折、手首の近くの腕の骨折、肩の近くの腕の骨折です。

なお「骨折すると、寝たきりになりやすい」という言葉がありますが、最近は手術技術の進歩で、手術の翌日から数日以内には立って、歩くことが可能になり、「寝ている暇がないから、寝たきりにはならない」時代になってきました。

大腿骨頸部骨折

大腿骨頸部骨折は、あしのつけ根の部分の骨折で、麻酔がかけられない全身状態でなければ、ほぼ手術をすることになります。「手術はしたくない」人もいるとは思いますが、骨折したままでは痛くて、立ったり歩いたりできず、全身が衰弱していく可能性が大きいので、手術を勧めます。

この骨折した場所が、股関節を包んでいる袋の内側か外側かで、手術法が違ってきます。

一般的に、内側の骨折はヒトの骨折で最も骨が付きにくい部位なので、人工骨頭に置き換えます。外側の骨折では、通常は大腿骨の外側から骨頭に太いネジを入れ、そのネジを大腿骨の外側にあてたステンレスの板で支える手術(ガンマネイル髄内釘術《ずいないていじゅつ》)をおこないます。

いずれにしても手術後、数日以内に歩く練習などの理学療法を受けます。特に発熱などの問題がなければ、通常は三〜四週間後に、室内を見守りか介助を受けながら歩くことができる状態で退院になることが少なくありません。

退院後の在宅での治療

その後、在宅診療の整形外科の医師と理学療法士が自宅を訪問します。在宅でかかわる体制が整えられれば、早く退院して、自宅で暮らすことができるようになると思います。

フランスでは、すでに「在宅入院」と称して、早期に退院した後、自宅に看護師、理学療法士などが一日数回訪問するようにして、病院でおこなう診療や治療などを自宅への訪問によってとりいれるというシステムが機能しています。そのことからも、地域の医療体制ができれば入院期間は短縮できるのではないかと思います。

認知症がある場合、骨折して入院すると、自宅では落ち着いた生活をしていても慣れない病院では生活に不適応を起こすことがあります。夜間に大声を出したり、骨折したことを忘れていて歩行練習をする意味がわからず、練習ができない状態になることが少なくありません。

その際は、全身状態が安定し、家庭での受け入れ態勢があれば早期に退院を勧めます。

私の体験では、抜糸前に退院した例もありました。その人は自宅では落ち着き、歩く練習などが可能になり、数カ月後には室内で安定して歩けるようになりました。

ただし、この場合、整形外科医と理学療法士が自宅を訪問する態勢が地域で整えられることと、家族は本人の歩行が安定するまでは、転倒の危険性があることを認識する必要があります。

胸・腰椎圧迫骨折

骨粗鬆症であると、尻もちをついたり、重度のときには床のものを取ろうとした際などにも胸や腰椎の圧迫骨折が生じます。脊椎の構造上、第11胸椎〜第2腰椎付近(図2-2参照)が骨折しやすい部位です。

最近は入院しても、胸・腰椎圧迫骨折の場合、痛みが落ち着くまで、臥床《がしょう》(あおむけに寝ていること）で経過をみることになります。そのため入院の必要性が少ないという病院側の考えと、本人も入院を望まないことがあり、自宅で診ることが多くなります。

「骨折」で安静臥床となると、筋力低下が一気に進行します。ドイツの生理学者ミューラーによれば、一日動かないで臥床していると一週間で一〇〜一五％の筋力が低下する（中村監修、前掲）といわれます。臥床はやむを得ませんが、「安静」は不要です。

痛みをコントロールできる範囲で、臥床のままで筋肉を動かす練習をします。例えば、両あしの膝を伸ばしたままで片方ずつ上げたり横に拡げたりする運動、足首を曲げ伸ばす、腹筋を縮めたり緩めたりする、などを痛みがあまり出ない範囲でおこなうことが重要です。詳しいやり方、回数などは理学療法士などに相談します。こうして筋力の低下が軽度にとどまり、痛みが軽減して、コルセットを装着して動けるようになると、筋力が保たれていれば、まもなく歩けるようになります。

背骨が曲がる円背《えんぱい》は、脊椎の圧迫骨折により生じ、高齢であると、やむを得ないと思われますが、体の背部筋力の低下も重なっています。そのため、肩甲骨を内側に寄せる運動、体幹を伸ばす運動、臀筋《でんきん》を強くする運動を、個々の動いている筋肉を意識しておこなうと、それぞれの筋肉が強くなります。そして、ゆっくりと姿勢が回復していきます。

このことからも、整形外科の医師と理学療法士が自宅を訪問することが必要となります。

腕の骨折

腕の骨折は歩行能力には大きく影響しません。しかし、八〇〜九〇代だと腕を固定したことにより、体のバランスが悪くなり、歩行に影響を及ぼします。

事例　九九歳で上腕骨骨折

この人は息子さんと二人暮らしで、室内を歩いたり、トイレに行くことは一人でできていて、入浴や階段の上りおりは介助を要し、外出は車いすを使う生活でした。

ある年の一〇月、転倒して肩の近くの腕を骨折し、近所の病院でバンド固定をおこなって経過をみていました。しかし息子さんが、昼夜ともトイレに行くのを介助する必要があり、彼は眠れない状況でした。一二月に私のいるクリニックに、母が歩けるようになるように、訪問を始めてほしいとの依頼がありました。

あしの筋力が低下していて、歩くときには介助を要しました。左腕は恐怖があるのか、当初は触らせない状況で、手のむくみ、肘、手首、指などの拘縮《こうしゅく》(関節が硬くなること)が重度な状態でした。週二回、理学療法士と作業療法士が訪問し、腕を動かす範囲を拡げ、筋力を強くする運動、歩行練習などをしました。

翌年二月の、一〇〇歳のとき、訪問療法を始めてから二カ月になり、室内に手すりをつけてトイレに行くことが一人でできました。三月には自分の食器を片づけて、洗えるようになり、月末には、理学療法は修了となりました。その後デイサービスに通うようになり、六月には左手指に軽度の拘縮がありましたが使うことはでき、作業療法も修了しました。

超高齢での腕の骨折でしたが、本人はトイレに歩いて行きたいという希望が強くあり、認知機能は年相応で、訪問診療を始めて約二カ月で歩行が再びできるようになりました。約半年かけて徐々に腕を使えるようになり、超高齢でもあきらめる必要のないことを、この人の理学・作業療法から学ぶことができました。

(2) 脊髄損傷

骨である脊椎は図2-2のように頸椎《けいつい》七個、胸椎一二個、腰椎五個、仙骨《せんこつ》（仙椎五個が一体化）一個、尾椎《びつい》数個で構成されています。神経である頸髄《けいずい》は骨の数より一本多い八本、胸髄《きょうずい》は同数の一二本、腰髄《ようずい》は五本、仙髄《せんずい》は五本、尾骨神経は一本あります。

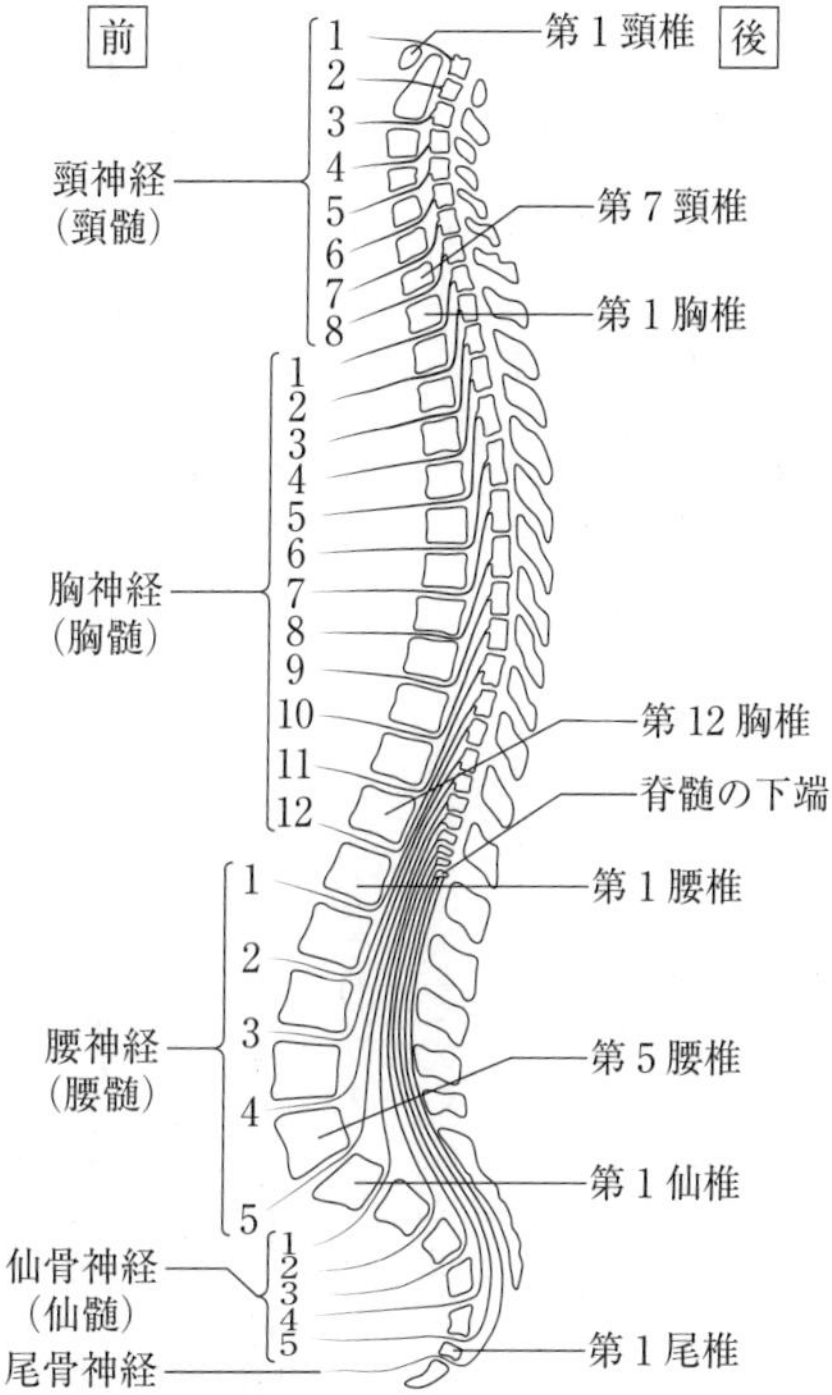

出典：渡辺皓編著『新訂版　図解ワンポイント　解剖学――人体の構造と機能』サイオ出版，2016年を一部改変

図2-2　脊椎と脊髄

脊髄の番号は首から臀部にかけて、順序よくならんでいます(図2-2)。脊髄から出ているそれぞれの運動神経は、支配している筋肉があります。例えば、横隔膜は頸髄の3〜5番、腕を外に動かす筋肉は頸髄5〜6番、手首をそりかえす筋肉は頸髄6〜7番、肘を伸ばす筋肉は頸髄6〜8番、胴体を曲げる腹筋は胸髄7〜12番、あしの股関節を曲げるのは腰髄2〜4番、膝を伸ばす筋肉は腰髄2〜4番、足首をそりかえす筋肉は腰髄4〜仙髄1番、などです(中村隆一ほか『基礎運動学』第六版、医歯薬出版)。どの筋肉がまひを起こしているかで、どの部位の脊髄が損傷を受けているかがわかります。

脊髄損傷の原因は転落、交通事故、脊椎へのがん転移などです。受傷の場所により、頸髄損傷、胸髄損傷、腰髄損傷にわかれます。頸髄損傷は四肢まひになり、胸髄損傷と腰髄損傷は両あしのまひになります。

まひには先に述べた運動まひと感覚まひがあり、それぞれのまひの程度は脊髄の損傷程度で、完全にまひしている「完全まひ」、軽いまひである「不全まひ」までさまざまです。運動まひが完全まひか不全まひかにより、そして経過により回復の見通しを考えます。私は完全まひが六カ月以上続く場合、改善はむずかしいと考えますが、不全まひであれば三〜六カ月単位での改善の程度をみながら歩ける可能性はないか、などを判断します。

脊髄損傷では体のまひに注目がいきやすいのですが、膀胱や直腸の障害の状態を判断することも重要です。膀胱と直腸は胸髄11～腰髄2番、仙髄2～4番の神経が支配しており、脊髄損傷では障害が出やすいのです。完全まひでは尿意、便意がなくなります。排尿障害が起きれば、時間を見計らい、一日四～六回、専用の器具で自分自身、もしくは介助により導尿《どうにょう》をおこないます。外出するとき、トイレの場所が見つかるかどうか不安になると、本人は水分を控えることがあるので注意が必要です。

また、便秘になるので下剤を服用することが多いのですが、下痢になることを恐れ、外出時に排便が大変、と下剤の服用を躊躇《ちゅうちょ》する心理があることを、周囲の人は認識する必要があります。

3　神経難病

神経難病は多くありますが、パーキンソン病、脊髄小脳変性症などが代表的なものです。

（1）パーキンソン病

パーキンソン病は、日本では一九九〇年には一〇万人強いるといわれていましたが、徐々に増加して二〇一〇年には二〇万人を超え、二〇三〇年には二七万人になると推計されています。今後、超高齢社会を迎えて、さらに増えると考えられています（武田篤編著『パーキンソン病 実践診療マニュアル』第二版、中外医学社）。

パーキンソン病の原因は、中脳（前出図2-1）にある黒質の変性によるドーパミンというホルモンの減少によります。主な症状は、安静時に丸薬を親指と人指し指で丸めるような運動に見える振戦《しんせん》（小さいふるえ）、筋の固縮《こしゅく》（筋肉が通常より硬くなり、動かす際、歯車を回すようなギイギイした感じ、あるいは鉛管を曲げるようなガクガクした感じの動き）、自発運動の減少・無動（自分から動こうとすることが少なくなり、あるいはほぼ動こうとしないこと）による動作の緩慢、仮面のような表情になること、字が小さくなる小字症、小声で聞き取れない小声症になります。

体は前屈姿勢や円背になりやすく、姿勢反射（外からの力が加わることによりバランスが崩れた際、姿勢を立て直す反射）の障害により、足が床に張りついたように前に振り出せないすくみ足

表2-1　パーキンソン病における，ホーエン・ヤールの重症度分類(上)と生活機能障害度(下)

ステージ1	症状は一側性で，機能的障害はないかあっても軽度．
1.5	一側性の症状に，頸部など体幹の障害が加わる．
2	両側性の障害があるが姿勢保持の障害はない．日常生活，職業は多少の障害はあるが行い得る．
2.5	両側性の障害に後方突進が加わるが，自分で立ち直れる．
3	立ち直り反射に障害がみられる．活動は制限されるが自力での生活が可能である．
4	重篤な機能障害を呈し，自力のみによる生活は困難となるが，まだ支えられずに立つこと，歩くことはどうにか可能である．
5	立つことは不可能で，介助なしにはベッドまたは車椅子の生活を余儀なくされる．

1度	日常生活，通院にほとんど介助を要しない
2度	日常生活，通院に部分的介助を要する
3度	日常生活に全面的介助を要し，独立では歩行起立不能

出典：武田篤編著『パーキンソン病　実践診療マニュアル』第2版，中外医学社，2018年

(頭の中で歩くためのリズム開始が遅れることにも関係)、小刻みな歩行、体が先行して足がついていかない突進現象があります。体が棒のようになり、足が踏み出せなくて転倒しやすく、顔面のけがが多くなります。また、自律神経による症状(便秘、脂っぽい顔)などもあります。

重症度の分類には、世界的なホーエン・ヤールの分類、日本独自の生活機能障害度があります(表2-1)。

治療には、薬と運動療法などがあります。

薬とは、不足しているドーパミンを

補う薬などです。ただし、これは長期に服用することにより薬が効く時間が短くなり、また一日のうちで薬の効く時間の変動が起こりやすく(オン・オフ現象)、服薬には工夫が必要です。本人は効くならたくさん服用して体が動きやすい状態になることを求めますが、医師は薬の効果が徐々に弱くなるという長期的な展望に立ち、少しずつ薬を処方します。そのため、双方での話し合いを十分にしていく必要があります。

薬の副作用としては、薬の量が多くなると舌などが自分の意思とは関係なく動くジスキネジア、壁に人が見えるなどの幻視があります。副作用があらわれる際、薬を少なくすれば副作用は消えますが、歩く能力などが低下するため、服薬量をどうするか、医師と相談する必要があります。

運動療法としては、腕とあしの関節、体幹、頸部などの拘縮の防止のために関節を動かす運動、例えば、体幹や頸部を伸ばす、側屈、回旋(ねじる)など、肩、肘、手首、股関節、膝、足首などを曲げたり、伸ばしたりします。また、病気の進行により、日常的に動きが少なくなります。そのことによる筋力の低下を防ぐため、筋肉を動かす運動などをおこないます。その他、顔、唇、舌などを動かす練習、腹式呼吸、発声練習をします。

しかし具体的には、それぞれの状態に合わせておこなうので、理学療法士、作業療法士に相談する必要があります。

事例　五一歳でパーキンソン病

この人は五一歳でパーキンソン病を発症しましたが、発症から一四年後まで仕事を続け、車の運転もしていました。発症してから一六年目ごろに円背《えんぱい》(腰の曲がり)があらわれ、その二年後の六九歳ごろから歩行困難になり、這《は》って室内を移動していました。

発症一九年後の春、私がかかわり始めたときには、円背で九〇度くらい腰が曲がっていて、顔は下から覗き込むように見る状態で、歩けず、車いすの生活でした。

その後、訪問診療、通所リハビリテーションにて、座っての体幹の柔軟運動、臀筋・あしの筋力強化運動、屋外の歩行練習などにより、徐々に症状は改善しました。数年後には円背がよくなり、顔は座った姿勢でほぼ正面を見ることができました。室内を歩くことも徐々にできるようになり、周囲を見守る人がいれば歩くこともできるようになりました。

好きなボウリングもできるようになり、親戚の人たちとボウリングをしたときには、ボールを持って数歩歩いて止まり、そこからボールを投げて、一八〇点台をたたき出して周囲を驚かせました。そして家族旅行にも行くことができました。

その六年後の七六歳のときには、見守る人がいれば、調子がいいと近所を一〇〇メートルくらい、杖を使って歩くことができました。

抗パーキンソン病薬は、三種類服用しています。パーキンソン病は教科書的には能力が現状維持できるか低下するかのどちらかといわれていますが、このように背中の筋肉が強くなり、体の曲がりが改善し、あしなどの筋力が改善して歩行ができるようになったのは、なぜなのでしょうか。

パーキンソン病による症状以外に、歩けないのは活動をしていないことによる筋力の低下と本人が考えて、自主的に、そして理学療法士といっしょに根気強く歩く練習をした結果と考えられます。

なおパーキンソン病の人は動きが少なく、また声が小さく、表情が乏しい外見から、意欲がなくていろいろなことができないと考えられる傾向があります。しかし、この人のボウリングでの驚異的な点数からは、やりたいと思っていることが実現すれば、ふだんの力以上のことができる能力が潜んでいることがわかります。周囲の人たちは、このことを認識し、その人が望む楽しみなどを提案して、実践していくことが大切です。

(2) 脊髄小脳変性症

脊髄小脳変性症は原因不明で、ゆっくりと進行します。小脳と脳幹から脊髄にかけてさまざまな程度に障害があります。

症状としては、運動失調が代表的なものです。明らかな筋力低下がないのに、スムースな目的のある運動ができないため、手を目標物に持っていこうとしても左右に震えてうまくできなくなります。そのほか言葉を発するときには、言葉の一語一語が、とつとつに、ときには爆発的になります。そして、指先が震えるようになり、細かい動作ができない(巧緻《こうち》性《せい》障害)、あるいは体やあしがふらついて歩行が不安定になる、目の震えなどがあらわれます。そのほか起立性低血圧や発汗障害などがみられます。

理学療法としては、あしが震えるときには足首に、あしの震えをコントロールする重錘《じゅうすい》バンドを装着する、手の震えに対しては肘を固定して手を動かす、などがあります。ただし、どのようにおこなうかは、理学療法士、作業療法士に相談する必要があります。言葉に対しては発話速度やリズムなど声を出す練習はありますが、これもどのようにしたらいいのかを、言語聴覚士に相談する必要があります。

4 生活不活発病(廃用症候群)

高齢者が肺炎などで入院し、長期間、安静にして寝ている(安静臥床)と、筋力の低下、関節の拘縮、褥瘡《じょくそう》(床ずれ)などの生活不活発病(廃用症候群)があらわれます。これは、病気から一次的(直接的)になるのではなく、安静臥床からくる二次的(間接的)な症候群です。

この状態になってから回復するのは、高齢者にとって大きな負担であり、そうならないようにできるだけ予防することが、きわめて重要です。

先に述べたように、終日安静臥床をすると、一週間で一〇~一五%の筋力低下があります。長期間寝ていて、その後、立ち上がろうとすると、血液があしに移動し、その結果、上の血圧は低下します(中村監修、前掲)。正常であれば、交感神経系の活動により血圧の低下を防ごうとしますが、長期に寝ていることにより血圧が上昇する反応は鈍くなり、立ちくらみなどの起立性低血圧が生じます。寝た状態から座った際にも、生じることがあります。

褥瘡は、同じ姿勢で寝ることにより、圧迫された組織の血行の障害によって生じます。結果として、筋肉が豊富な場所よりも薄くて骨ばっている場所、仙骨部、踵《かかと》などにできやすくなります。

これらを予防する一歩は、入院中の安静臥床時から関節を動かす運動をし、早期に座るようにすることとです。そのことにより、肺、心臓、腸などの動きをうながし、目、耳などから入る情報が多くなって精神的な活動が活発になり、それによって皮膚の一定の場所が圧迫を受けなくなる、などにつながります。

残念ながら、病院を退院するときに生活不活発病の症状がある場合が少なくありません。今後の超高齢社会を想定すれば、医療者には関節を動かしたり、早い時期から座ることを徹底してもらいたいと思います。

5　理学療法士、作業療法士、言語聴覚士のかかわり

このようなさまざまな疾患に対して、理学療法士、作業療法士、言語聴覚士はどのようにかかわるのでしょうか。

理学療法士、作業療法士、言語聴覚士は、子どもから高齢者までの、さまざまな疾患にかかわり、医療、福祉などの分野で仕事をしています。ここでは本に登場する疾患を主として、その仕事を解説していきます。

理学療法士

理学療法士（PT）は、脳卒中や脊髄損傷によるまひや骨折、神経難病や生活不活発病などによる筋力低下、関節の動きが制限される、などで起き上がったり、座ったり、立ち上がったり、歩いたりすることなどが困難になった人を対象としています。

まひがあれば、まひの回復をうながす運動、まひしていない側の筋力を強くする運動などを

おこないます。座ることが安定してできるようになれば、立って、まひのある側のあしに体重をかけて、あしに支える力をつける練習や歩く練習などをします。ただし、何らかの原因でまひのある側に痛みを感じるときは、その運動は避けます(本章1の(6)参照)。まひしている側の足が変形して足の裏全体が床につきにくく、あしを支える力が入らなくて膝が折れてしまう場合には装具を検討します。

あしの骨折の場合、手術後に、骨折したあしへ体重をかけて、あしに支える力をつける練習をします。関節が硬い場合、関節の動く範囲を拡げるような運動を練習します。あるいは筋力を少しずつ強くする運動をします。その際、高齢者は痛みに敏感なので、注意深くする必要があります。

作業療法士

作業療法士(OT)は、脳卒中による片まひや肩の痛みがあり、体をうまく自分でコントロールできず、着替えや入浴などの日常生活がむずかしい場合や、高次脳機能障害により自分がどのように行動すればいいのかがわからない場合、神経難病により活動範囲が狭くなる場合などを療法の対象としています。

作業とは、人が生活するうえで必要な活動すべてのことです。さまざまな障害により箸を使う、着替える、食事をつくるなどの作業がむずかしい人に対して、本人が作業をすることを通じて回復をうながします。また段差に手すりをつけたり、片手で動作をおこなうための補助具を用意したりするなど環境を整備し、作業がおこなえるようにします。高次脳機能障害の人に対しては、忘れ物をしないようにチェックリストをつくる、会社に迷わずに行けるように目印を考えながら歩く練習をいっしょにします。

また、興味・関心チェックシート（4章3）を使い、本人が意欲的に取り組めるプログラムをいっしょにつくっていきます。手芸のように、一見趣味のようにみられる作業活動もありますが、その中には回復をうながす内容が含まれています。

言語聴覚士

言語聴覚士（ST）は、聞く、読む、話す、書くことがむずかしくなった失語症、ろれつが回らない構音障害、飲み込みがうまくいかない嚥下障害、注意機能や記憶力などが低下した高次脳機能障害などの人を対象としています。

失語症の人に対しては、その状態に応じて単語、文の理解、文字を読む、文字を書く、話すなどの基礎的な練習をしますが、興味がわくような話題を利用して日常会話につながるようなおしゃべりをします。構音障害のある人に対しては、唇や舌を動かす練習、声を大きくする練習などをおこないます。嚥下障害のある人は、一般的にペースト食、普通食、水の順番に、食べたり飲んだりがむずかしくなります。そこで、その人に合った食形態(ペースト、ゼリー、刻み、とろみの有無など)を検討し、唇や舌の運動や唾液を飲み込む練習もします。高次脳機能障害の人に対しては、例えば、記憶障害がある人には思い出すためにメモをとる、時間になるとアラームが鳴るなどの代行手段を使って思い出す練習をします。

いずれの職種も、その内容・役割がくっきりと区別されるのではなく、オーバーラップする部分があります。

また、いずれの職種も本人の症状を本人や家族に理解してもらえるように、家族には、本人に対してどのような対応をすればいいのかを理解してもらうように説明します。そして、本人には現状の能力をさらに向上するための自主練習をうながし、自宅内にとどまらず地域へ活動の場を拡げるため、通所リハビリテーションや地域包括支援センターと連携します。このようなことを通じて、障害が残る場合の不安などが軽減していくようにします。

医療保険と介護保険

例えば、脳卒中になると、急性期の病院に入院することになります。そこで、内科的治療や外科的治療を受け、全身状態が落ち着き、片まひなどの障害が軽度であれば、退院して自宅にもどることになります。

障害が中〜重度であれば、二〇〇〇年から制度化されている回復期リハビリテーション病院(病棟)に転院(転科)することになります(以下、二〇一九年六月現在)。早ければ発症から一〜三週間後、制度として長くても二カ月以内に転院(転科)する必要があります。

回復期リハビリテーション病院に入院できる期間は疾患により異なります。脳損傷、脊髄損傷などは入院日から最大一五〇日、高次脳機能障害がある重度な脳損傷は一八〇日、大腿骨頸部骨折などの運動器疾患は九〇日、廃用症候群は九〇日です。

退院後の外来でのリハビリ（理学・作業・言語聴覚療法）は、脳損傷は発症から一八〇日、骨折などの運動器疾患は一五〇日、廃用症候群は一二〇日受けることができ、入院期間がそれぞれの期間から差し引かれます。ただし、別に厚生労働省が定める場合には、一カ月に、二〇分のリハビリを一三回に限り、受けることができます。

なお、二〇一九年四月から制度が変わり、介護保険対象年齢の四〇歳以上の脳卒中の人（脳外傷の人の介護保険対象年齢は六五歳以上と、疾患によりわかれる）は、発症してから一二〇日間入院していると、外来の医療保険でリハビリを受けられる期間は残りの六〇日（一八〇日マイナス一二〇日）になります。その後は介護保険の通所リハビリテーション（理学・作業・言語聴覚療法）、訪問リハビリテーション（理学・作業・言語聴覚療法）を受けることになります。

3章

高次脳機能障害とは何か

最近、「こうじのう」という言葉を聞くことが、しばしばあります。しかし、「高次脳」という脳の場所はありません。「高次脳機能」という、言語や記憶などの脳機能を総称的にあらわす言葉です。この脳の高次脳機能を司る部位が傷害を受けるということが、「高次脳機能障害」であり、そこには失語症や記憶障害などのさまざまな症状が含まれます。

それゆえ、高次脳機能障害の症状は、それぞれ特徴があるので、わけて理解することが重要です。まず、その基礎となる大脳について述べていきたいと思います。

1　大脳とは

大脳の分類

大脳は、発生起源により旧皮質、古皮質、新皮質にわけられます。ヒトでは、旧皮質は大脳半球の底面に、古皮質は大脳半球の深部に位置し、新皮質は大脳半球の表面を占めています。旧皮質と古皮質は、動物では比較的に共通していますが、新皮質は動物によって異なり、高等になるにつれて発達しています。

新皮質は厚さが二～三㎜、表面積は約二〇〇〇㎠あり、約一四〇億ある神経細胞（岩井、前掲）は六層構造になっていますが、一様ではなく、皮質の部位によって異なります。その区画を研究した代表的な人がブロードマンであり、彼が研究したヒトの細胞構築学的分類では、1から52の数字で領域が示されています（図3-1）。

一般的に、新皮質は部位的には前頭葉、頭頂葉、側頭葉、後頭葉（図3-2）の四つにわけられます。機能的には、要素的機能（感覚系と運動系）と高次脳機能にわけられます。

要素的機能

要素的機能である感覚系のなかで、視覚は後頭葉のブロードマン17野（図3-3の色の濃い部分）、聴覚は側頭葉の同41野（▲部）、体性感覚（触った感覚、痛みの感覚、動いている感覚など）は頭頂葉の同3、1、2野（〇部）、運動系は前頭葉の同4野（×部）です。

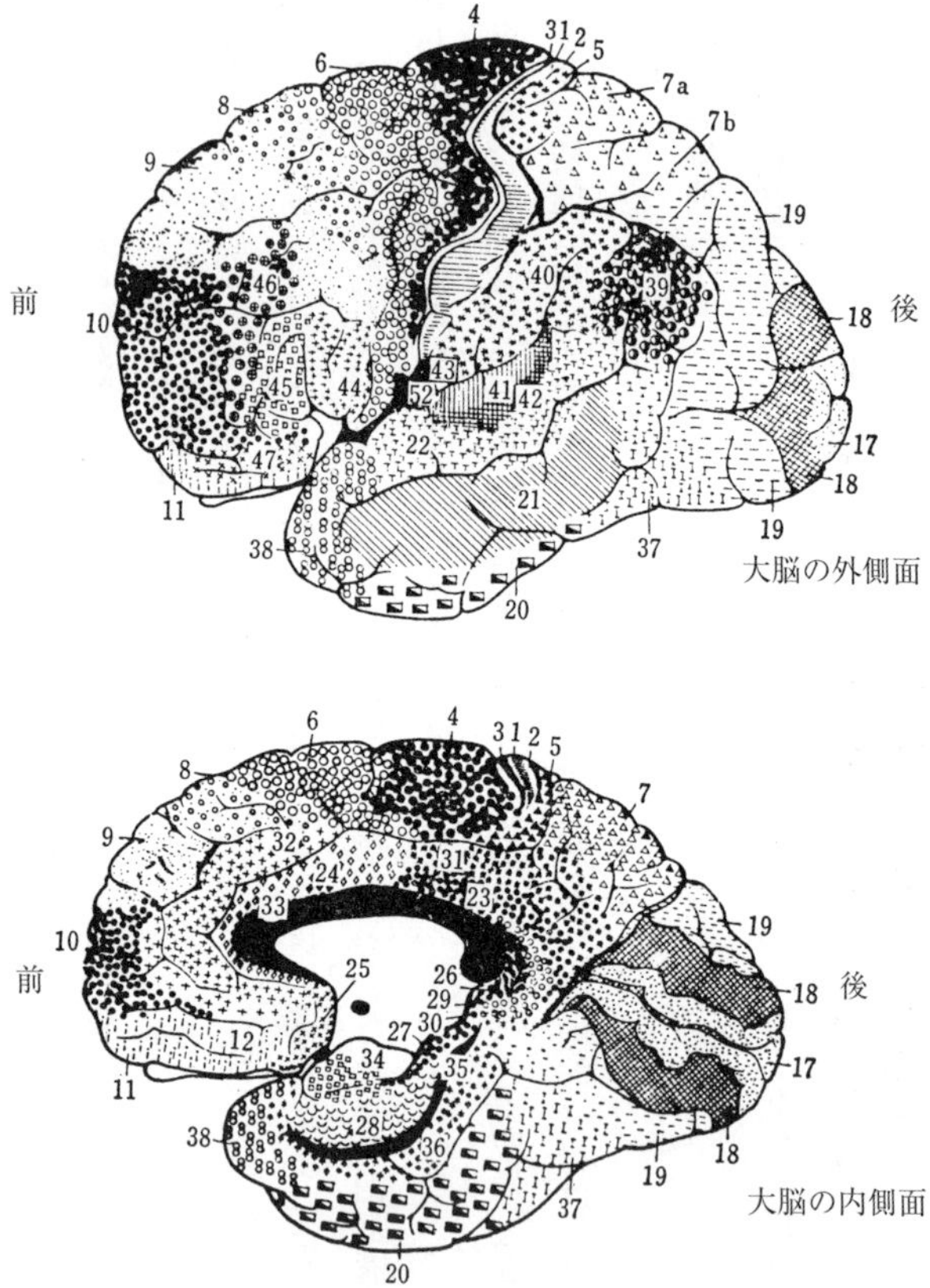

出典：岩井榮一『脳——学習・記憶のメカニズム』朝倉書店，1984年

図 3-1　ブロードマンによるヒトの脳の細胞構築学的分類

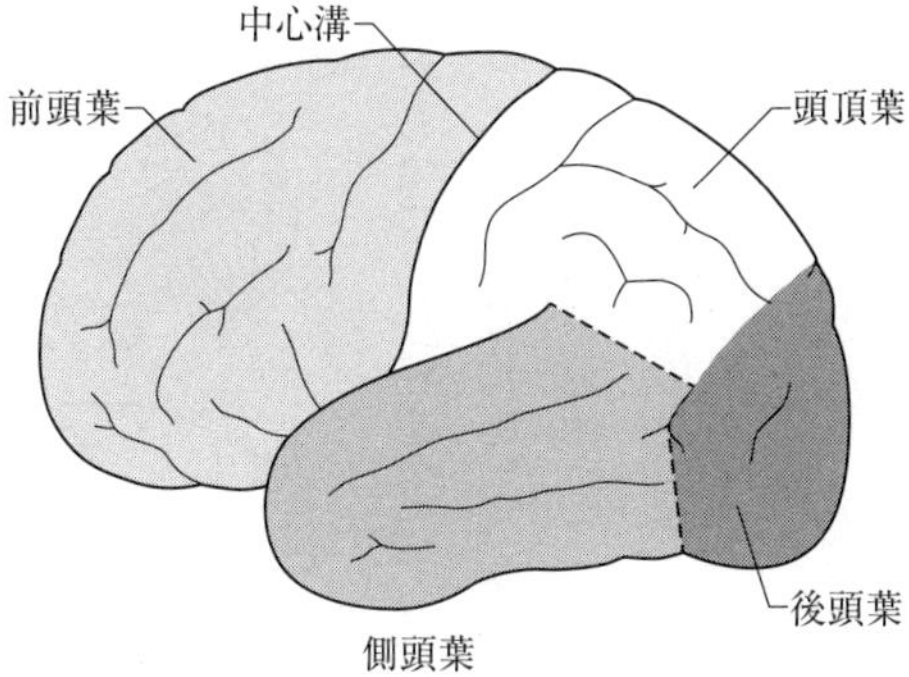

出典：P. Duus(半田肇監訳)『神経局在診断――その解剖，生理，臨床』文光堂，1983年を一部改変

図3-2　大脳の左外側面

要素的機能の感覚系は、中心溝より後方になる後頭葉、側頭葉、頭頂葉にあり、運動系はその前方の前頭葉にあります。

高次脳機能

高次脳機能は、要素的機能の残りの領域にあたる連合野にあります。図3-3の脳の後方にある嗅脳、視覚野、体性感覚野、聴覚野に外部から情報を得て、これまでの経験などに照らして理解します。そして脳の前方の部位でどのような行動をするかなど検討し、運動野から発信して行動し、その結果を再度後方で確認し、修正する場合は再度前方から発信して行動を修正します。

通常、一瞬にしてこのような作業をしているので、私たちはこの任務を分担している仕組みを実感できません。

ところで、動物を解剖学的に比較してみると、ヒトの脳の表面積は他の動物より大きいうえに、さらに高等動物になるにつれて高次脳機能（連合野）の占める面積はより大きくなります。人間の高次脳機能を占める脳の表面積はネズミ、サルなどに比較して、はるかに大きいことがわかります。

これらのことから、要素的機能は動物共通の機能で、高次脳機能はヒトらしい機能と考えられています。

脳生理学者の時実利彦氏（『人間であること』岩波新書）によれば、人間の「生きている」姿は

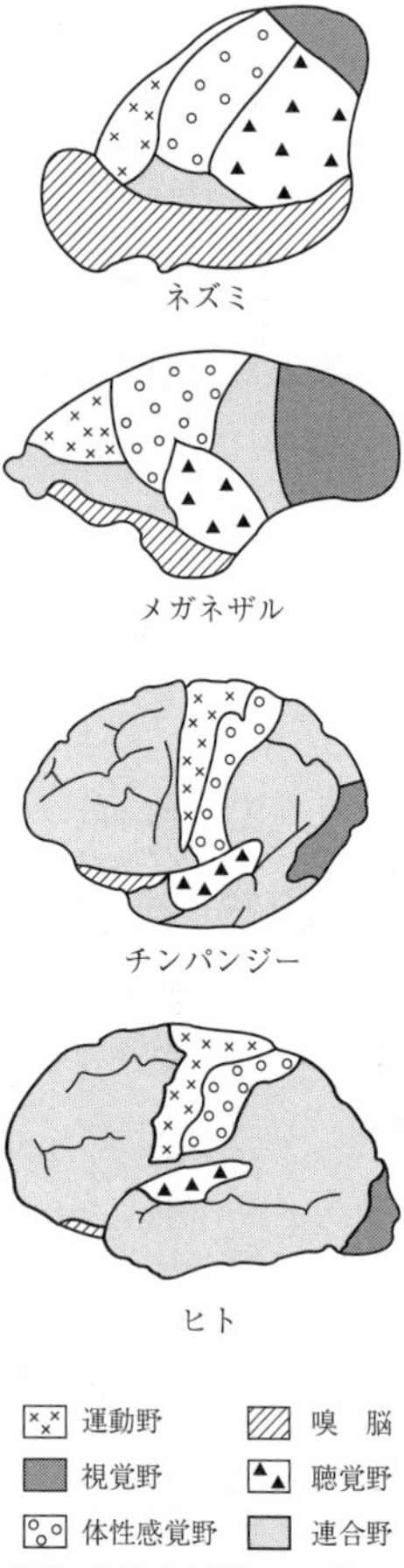

出典：図3-1と同じ．一部改変

図3-3　大脳の機能別面積

脳幹・脊髄でコントロールされます。そして、「生きてゆく」姿は三つの段階にわけられます。第一は、本能行動と情動行動により「たくましく」生きてゆくことになります。第二は、適応行動により「うまく」生きてゆきます。第三は、未来に目標を設定し、その実現を図ろうとする創造的行為で、「よく」生きてゆこうとしているというものです。

また、神経生理学研究者である岩井榮一氏は、前頭葉の連合野は「高次元の精神統合の座である。これは、知、情、意、さらには人格をも含めた全精神活動を包括する」と言っています。また高次元の機能は、「単に個人にのみかかわる行動に関与する機能でもない。社会人としての個人行動、いわば意識する社会的行動、に関与する機能といえよう」(岩井、前掲)とも述べています。

時実氏は動物から人間への発達段階を脳の機能からあらわし、岩井氏は前頭葉の連合野が人間の社会性にとってきわめて重要であることを表現しているといえるでしょう。

ルリヤの分類

ロシアの神経学者ルリヤは『神経心理学の基礎』(第二版、創造出版)の中で、脳を三つの機能単位系にわけています。

第一機能単位系はヒトの覚醒・注意の調節をおこない、前頭葉(眼窩《がんか》、内側)—視床—脳幹網様体がネットワークをつくってコントロールしています。これらのどこかが傷害を受ければ、覚醒できないため意識障害になり、また後で述べる注意障害があらわれます。

第二機能単位系は情報の受容、加工、貯蔵をおこない、新皮質の後頭葉が視覚、側頭葉が聴覚、頭頂葉が体性感覚の役割をそれぞれ担っています。

第三機能単位系は活動のプログラミング、調節、制御を前頭葉でおこなって、発言や行動を起こしています。

そして、脳全体の最高次の司令塔的な役割も前頭葉にあり、脳の成長過程の最後の段階に、前頭葉が発達するといわれています。

視覚の情報

ルリヤは第二、第三の機能単位系を、それぞれ第一次領域、第二次領域、第三次領域の三つにわけています。

例えば第二機能単位系の視覚情報は、どのように分析されるのでしょうか。一般的に、外部の場景は、目の網膜に映りますが、右目に右半分の場景、左目に左半分の場景を映すのではなく、左右の目の網膜は、さらにそれぞれ左右の半分にわかれ、一つの網膜の右部分には場景の左半分、左部分には右半分が映ります。

その情報が、左右にわかれたそれぞれの網膜から視神経を通じて、右半分の情報は左後頭葉に、左半分の情報は右後頭葉のそれぞれの第一次領域ブロードマン17野に到達します。そこでは、網膜と後頭葉の神経細胞は一対一の対応となっています。映ったものが何であるかの理解は、まだできない段階です。

そして、映ったものが次の段階に進みます。この段階は第二次領域で、形、色、位置、動きの四つを分析します。

そして、そのものが言葉と結びつく部位は、第三次領域にあります。

例えば目の前にリンゴがあるとすると、リンゴが無数の点に分割されて網膜から後頭葉の第一次領域に行き、第二次領域で形・色が分析され、左半球の第三次領域で「リンゴ」という言葉と結びつきます。

第一次領域が傷害を受ければ、視野障害があらわれ、それが左後頭葉であれば、両目のそれぞれ右視野が情報を認識できない「右同名半盲」となります。

第二次領域が傷害を受けると、それが形態視系であれば、目で見る形の認識が混乱(視覚失認)します。視覚失認は、視覚的に映る物体が何であるかはわかりませんが、手で触って触覚~複合覚(手の中のものが何であるかを立体的に判断する)を通じればわかる症状です。例えば、三角の定規を見ても三角の定規とはわかりませんが、手で触れてつかんでみればわかります。

また、第二次領域が傷害を受けたとき、空間視系であれば、右半球の傷害では「相貌失認」があらわれます。この症状では、よく知っている人の顔はわからなくなりますが、その人の声を聞くとわかります。

そして、左半球の第三次領域が傷害を受けたときは、計算障害やものの名前を言うことが困難となり、右半球の傷害では左半側空間無視などがあらわれます。

2　高次脳機能障害の主な症状

全般的なものとして、まず注意障害があります。

そして前頭前野が傷害を受けると、主に社会的行動障害(行動と感情の障害)、作業記憶障害、遂行(実行)機能障害があらわれることがあります。

さらに、脳の左右の役割に違いがあります。右利きの人の、左半球の傷害による症状として、主に失語症、失行症が、右半球の傷害による症状として、主に左半側空間無視、左半側身体失認などがあらわれることがあります。

それぞれについて、みていきます。

(1) 注意障害

注意というと、一般的に集中力を思い浮かべることが多いのですが、精神科医の加藤元一郎氏は注意機能を三つにまとめています(『注意障害』中山書店)。

- 選択機能(多数の外界刺激から、ある刺激に焦点を向ける機能)
- 維持機能(一般的に集中力ともいい、選択した注意を一定の時間持続する機能)

・制御機能(一定の刺激への注意を中断し、新たな重要な刺激に向けて注意を移し、二つ以上の刺激に同時に注意を向ける機能)

選択機能

私の経験では、選択機能の障害では以下のようなことが起こります。

例えば、周囲でさまざまな人が話をしているなかで電話を取って話をするとき、周囲の会話を遮断して電話の話のみに注意を向けることができず、相手が何を言っているのかがわからなくなり応答できなくなります。また、たくさんの人が集まっているなかでは、知り合いを見つけることができなくなります。

このようなさまざまな話や人が交錯している場で、より重要な刺激に注意を向けられるように選択して学習や仕事を遂行できるような状況がつくれない、などが生じるのです。

維持機能

一般的には、気が進まなくても、その必要性が認識できれば集中でき、仕事や読書などが、三〇分とか数時間続けられます。しかし、維持機能に障害があれば、気が進まない作業では一五分と集中できません。一方、好きな学校の授業では一時間半集中できたということがあります。

注意障害があっても、本人の気持ちがより強く昂じる内容であれば注意が持続することがある、と考えられています。

制御機能

勉強に集中しているときに地震が起きた場合、地震に注意を向けることがあります。また、野球の場面で投手が走者に注意を向けつつ打者にも注意を向けるといった、注意を分配する機能があります。

しかし、制御機能に障害があると、例えば食事をしている際、テレビの画面が目に入って気を取られると、より重要である食事に注意が向かなくなります。

（2） 前頭前野の症状1——社会的行動障害

前頭前野はルリヤのいう第三機能単位系をおこなう場所で、ここに傷害を受けた場合の代表的な症状として、社会的行動障害（行動と感情の障害）、作業記憶障害、遂行機能障害などがあらわれることがあります。

社会的行動障害としては、自発性低下と易怒性《いどせい》が代表的です。

自発性低下

自発性低下とは、前頭前野への傷害で起きると説明されています（フスター、福居顯二監訳『前頭前皮質』新興医学出版社）。自発的な発言、行動がほとんどないか、少ない状態です。まひがなく、自発性低下がみられる場合のリハビリは、以下のように考えています。

一般的には、脳の傷害による片まひに対する動作の練習として、寝返りから始め、起き上がり、座ること、立ち上がり、立つこと、歩行の練習を段階的にしていきます。

しかし、自発性が低下している場合は、立つこと、歩行の練習を積極的に活用します。これにより、自発性低下のボーっとした状態が改善したように、私の経験から思います。

次に、本人にとって興味のあることを選択して活用します。例えば料理が好きな人は、調理の練習をするなどです。

ただし重度の自発性低下の改善には、半年から年単位の時間がかかることを多くのリハビリの経験から学びました。

易怒性

一般的に、私たちは何かしたり発言したりする際、気持ちのままに表現したり、行動するわけではなく、それまでの生活の中での習慣や学習経験に沿って、気持ちをコントロールしながら行動しています。例えば、子どもがいたずらした際、わが子か他人の子か、年齢はいくつか、自宅内か外出先かなど、状況に応じて叱る言葉や行動に対して抑制をかけて調整しています。

この抑制が外れて、状況の違いを考慮することなく感情のままに発言、行動するようになると、怒る場面では、どこでもだれに対しても、同じように怒ります。これが症状としての「易怒性」です。

ある事例では、外出先で他人の子がいたずらをする場面に出合えば、急いでそばに行き、大きな声で怒ったりします。ただし、いたずらをしていない子どもを怒ることはありません。

別な事例では、歩道に自転車が置いてあると、それを蹴る人もいましたが、駐輪場にある自転車を蹴ることはありませんでした。そして、数年後には、このような行動がなくなりました。

これらの行動をみると「常識はずれでとんでもない人」と誤解されることが少なくありません。しかし目の前で起きていることに対しての判断が間違っているのではなく、発症前の知識などを基礎にした判断力は的確なのです。

いずれにしても、家族はいっしょに外出しづらくなります。ただし、怒ることの判断が間違っているわけではないことと、半年〜年単位で症状が軽減していくことを、家族や周囲の人々が認識するのは重要です。

易怒性に対しての一般的な対応としては、一呼吸置く、話題を変える、その場を離れる、などがありますが、試行錯誤することが多いようです。

易怒性は、本人の価値観に照らして判断していることによるものです。周囲の価値判断ではないことを認識し、怒ったときの原因の分析はむずかしい作業ですが、医療者などは粘り強く検討する必要があります。

多少、本人に自分の状態の認識(病識)が出てくれば、怒った後、本人が悩んでいることも、周りの人は理解できるようになってきます。ただし、「正す」、「深入り」は本人が好まない場合が多いので、つかず離れずに心境を理解することを心がけ、支援者であるメッセージをさりげなく送ることが、重要だと考えます。

事例　脳外傷をおった、ある若者と母親の軌跡

易怒性の具体的な例として、脳外傷をおった本人、そして彼の母親に、受傷から約二〇年後にインタビューをしました。『神様、ボクをもとの世界に戻してください』(河出書房新社)という本を母親は執筆していて、細かい記録を残しています。

一九九八年三月、二〇歳のとき、スキー場での事故で彼は急性硬膜下血腫、心肺停止となり入院。一カ月半後の退院のころにはおむつがとれました。しかし、本人は入院やおむつのことは覚えていません。

体のまひがなかったので、近所の医師からは抗けいれん剤などの薬の処方だけで、高次脳

機能障害についての説明はありませんでした。また、目がおかしいとの訴えが本人からあり、検査をしたところ、「右同名半盲」(本章1)でした。本人はこのころのことは、断片的に覚えています。

退院後、約半年間はおとなしく、幼児にかえったみたいに「こんなのいや」と、よく泣いていました。散歩に行って三歩歩くと「お母さんどこに行くの」が延々と続きました。今思えば何度も同じ質問をくりかえされると、異常なストレスと感じますが、当時はいっしょに歩いていて「奇跡的に命が助かり、生きていてよかった」との思いが強かったから付き合えました、と母親は振り返っています。

半年を経過するころから、現実が大きくのしかかり、母親が強いストレスを感じる日々が始まりました。記憶障害が残ったため、何かを置くとその場所を忘れて「……はどこにあるの?」が頻回となり、母親は見張っていて「あそこにあるじゃないの」と言っていました。また朝起きて着替えをうながしても着替えようとはせず、着ている上からさらに服を着たりするので、見張っていないといけませんでした。

本人は右同名半盲の感覚がわからなかったため、母親は本人への対応がとても大変でした。

食事は問題がなかったのですが、右に置いてあるものがわからない、母親が右側をいっしょに歩いていても右に曲がるとわからなくなる、などがあり、すべての行動を「見守る」というより「見張る」という状態で、母親は気が抜けませんでした。

本人は少しずつ、今の自分と受傷前の自分とは違うことがわかってきたのか、どうしようもなくイライラしやすい心理状態になったようでした。交差点で信号待ちをしているときに、本人の右側に自転車を押そうとしていた人がいて、邪魔になっているのに気がつかず「あなた、どきなさいよ」と言われ、「ごめんなさい、目が見えなくて」と謝ったことがありました。しかし、その人から「何言っているのよ、若い人は困るよね」と言われると、「ふざけるな」と怒りました。また、バギーの先に右足が引っ掛かり、「すみません。目が見えないです」と言っても信用してもらえず、トラブルが続きました。本人はこのときのことを「何となく覚えている」と言っています。

一年が経過すると、本人の思いがさらに強くなったのか、易怒性がエスカレートして、母親はなぜ怒っているのか、その理由がわからなくなりました。急にテーブルをひっくり返す、高速道路が渋滞して車が止まるとイライラしてドアを開けて降りようとする、美容室でシャンプーをしているときに怒り出す、病院から帰る際にエレベーターを揺らす、家具、扇風機、掃除機などを壊す、などがありました。ただ、本人はこれらの内容は覚えていないとのことです。そして、部屋の壁がでこぼこになる(今も跡が残っています)、家からいなくなる、などもありましたが、これらはいくらか覚えているとのことでした。

一年三カ月後に都心に引っ越して以降、音にきわめて敏感になり、ガードの下を歩いていると「うるせえ」とわめき、家の前をマフラーがないバイクが走る音に「うるせえ」と怒鳴り(本人は「これは覚えている」とのこと)、テレビで嫌いな声が聞こえるとチャンネルを変えることがありましたが、自分の嫌な音以外には反応しませんでした。今では、チャンネルを変える以外の行動はありません。

さらに、毎日自宅から急にいなくなり、家族、ときには親戚も協力して自転車で捜しまわりました。やっと見つけていっしょに帰ろうとしても、走って逃げたりするので、そーっと後をつけて疲れたころに「家に帰ろう」と呼びかけました。また、大きな道路の横断歩道でない場所を横切ったことも、しばしばありました。そして、見つからなくても二、三時間すると、家の玄関に座っていました。

これが毎日、一年くらい続きました。これらのことを本人は覚えています。本人は「この状態は何なんだ、納得いかない。以前の自分と今の自分は違う(記憶力が悪いとはわからなかった)ことがわかり、受傷前の記憶からこんなの俺ではないという『自分への怒り』がイライラにつながり、こんなんで生きているより死んだほうがいい」という気持ちがあったそうです。これは記憶力が少しよくなって、今の状態が時間軸で覚えられ、以前の自分と今の自分を比較できるようになったからだと思われます。母親は「自分一人でセンターや病院へ通えないという『幼稚な部分』、……怒りが突然爆発するという『おかしな大人の部分』、そして『もとの自分』が混在している」と本の中で分析しています。

二年程度経過すると、記憶力が少しよくなり、自分の行動がある程度認識できるようになりました。怒ったあとには母親に後悔の電話があり、「お母さんいやだよ。死にたいよ」と言っていました。本人には、この電話の記憶はありません。

受傷から三年経過した誕生日のお祝いのとき、「何で三年もたったのだ」と時間がわからないことにいら立ったのか、時計を捨て、カレンダーを破りました。

事故から四年くらい経過したころ、レンタルビデオ店で安くビデオ(DVD)が借りられる曜日を覚えられるようになりました。「時間の流れが押さえられる」ようになり、本人にとって重要なことを用いて曜日の記憶ができるようになったと考えられます。

受傷四年半ごろに、リハビリ病院に入院して、やっと「高次脳機能障害」の診断がされました。本人は「入院の記憶はある」そうです。

診断後まもなくテレビの取材を受けた際、本人は「暴れているときの記憶はない。われに返ったとき、『あ〜、またやっちゃった』って。やったことが悔しくて、悲しい」と話していました。

また当時、冷静になると、母に「ありがとう」と言えるようになりました。

受傷後五年以上経過して、仕事に就くことになりました。最初はスーパーのバイトに行きましたが、母親は息子が職場でどうなるか怖くなり、一カ月で辞めさせました。本人はこのことは覚えていません。そして、作業所を経てもう一度、別の会社のバイトにジョブコーチの支援を受けながら行きました。家族が朝起こして父が会社まで送っていき、帰りは電車で帰り、到着駅で母が待つことをくりかえしました。最初は午前中のみの勤務から始めました。

真面目に働いて、半年後に仕事が六時間になると、他人が周りにいるときは理性的に行動しましたが、本人の疲労が大きくなりました。会社では「人と話していて疲れると記憶力が悪くなるという自覚があった」ので、昼休みはトイレ内に約三〇分こもり、午後は仕事が十分にできず、帰宅すると玄関で倒れていることもありました。

それから三年くらい経過すると、疲れにくくなり、自分が稼いだお金で昼食を食べようと、昼休みに近くのレストランを開拓するようになりました。仕事に関して記憶力が問題なくなったのは仕事を始めてから約一〇年(受傷後約一五年)で、今は残業して深夜に帰ることもあります。

母親は、本人が仕事を始めて三年くらいしてから、ご飯がのどを通るようになり、体重が増えました。そして受傷から一〇年後、大きな心配がなくなったそうです。

最後に母親は、今振り返ってみると、本人は「忘れる」ではなく「覚えていられないのだ」と家族がわかって、初めて本人を理解できたそうです。家族が、この状態はしようがなくてここから始めるしかない、本人が今の状態を少し納得できてここからやるしかないんだ、となったところから本格的なスタートが切れるのです、と述べていました。

私は、記憶障害と感情の関係のむずかしさをあらためて感じました。記憶障害が少しずつ改善すると、その内容はわからなくても総論的に現在と発症前の自分の違いに気づき、先行きが見えない不安から、うつ状態になる人と、この例のように自分に怒りをぶつけるような易怒性が出てくる人がいます。

別の易怒性がある人も記憶障害が絡んでいることが多く、発症初期は周囲の人も、本人の怒るきっかけを推測できました。しかし、徐々にエスカレートしてくると、そのきっかけがわからなくなるようです。ただし、記憶障害が改善してくると、怒ったあとに後悔の念が残ります。このときに周囲の人が怒りの原因を分析し、配慮ができれば、落ち着いてくる可能性があるのではないかと思います。

しかし、それができないと、怒りが本人の中でどんどん蓄積され、ちょっとしたきっかけで怒りがさらに増幅するのではないかと考えられます。そこで、リハビリとしては、早い段階に怒りの原因を分析して、そのことを本人、家族に説明し、いっしょに対応することが重要となります。

(3) 前頭前野の症状2——作業記憶障害

記憶に関する名称・分類は、さまざまです。時間経過による分類は、発症後からの記憶障害の前向性健忘と、発症前にさかのぼる逆向性健忘になります。そして、記憶を保っている時間による分類は、心理学では短期記憶、長期記憶になります。さらに、記憶内容による分類では陳述記憶と手続き記憶があります。

ここでは記憶を保っている時間の長さによる分類である短期記憶、長期記憶について述べます(中沢一俊「記憶」『認識と行動の脳科学』東京大学出版会を参照)。

短期記憶

アメリカの心理学者アトキンソンと認知科学者のシフリンは、短期記憶と長期記憶の区別に関する理論モデルを説明しました。

外部から入ってくる情報が感覚として秒単位で記憶されているあいだに、選択された情報のみが短期記憶の場所に入力されます。短期記憶は、保持時間が厳密には定義されていませんが、およそ一五～三〇秒程度であり、記憶できる容量に制限があります。さらに、短期記憶の場所にある情報の一部が、リハーサル（復唱）などを通して、長期記憶として永続的に保存されます。

ワーキングメモリー（作業記憶）

短期記憶の一種として認知心理学者のバドリーが提唱した概念が、ワーキングメモリーです。一時的な情報の保持にとどまらず、「計算・読書・会話・記憶課題への回答・学習行動などの認知活動で、情報がどのように操作されて利用されるのかという『情報処理機能としての記憶』」です（中沢、前掲）。

例えば、人の話を聞きながら内容を理解して発言し、会話をしていく場合などに必要となる情報をそのときに利用できるように記憶して使用する仕組みです。

長期記憶

長期記憶は、数分～数十年にわたって保持される記憶です。長期記憶には、手続き記憶と陳述記憶があります。

手続き記憶は体で覚える記憶で、例えば自転車乗り、水泳などであり、言葉だけで説明するのはむずかしいものです。子どものころにうまくできなくて何度も何度も練習してできるようになると、それをしない期間が長期であっても体が覚えていて、慣れればまもなくできるようになります。

陳述記憶は、さらに意味記憶とエピソード記憶にわかれます。

意味記憶はさまざまな一般的な情報や知識の記憶、例えば、三×五＝一五、「山」を「やま」と読む、などの知識と呼ばれるものであり、いつどのようなときに覚えたという記憶は定かではありません。

エピソード記憶は個人が経験した時間と場所を含めた記憶で、いつどのようなときの記憶か、情景が思い出されます。例えば、小学校がどこであった、生まれ故郷はどこか、どんな会社にいたか、などです。

なお認知症は記憶障害が主であり、高次脳機能障害の記憶障害と、症状としては同じです。ただし、高次脳機能障害の場合は、少しずつ改善します。認知症の記憶障害は、軽度からゆっくり進行する場合が多いですが、周囲の人が記憶を補えば問題になることは少なくなります。

このように経緯の違いがありますので、くわしいことは医師と相談してください。

本人は何を考えているのか

三〇年くらい前になります。ある記憶障害が重度な人から、私の外来に来るたびに、「今日は何日か聞くでしょう」と言われていたことがありました(この人は、聞かれることの記憶はあるのです)。そこで私が「今日は何日ですか?」と質問すると、本人は答えられません。家族が「さっきメモしたでしょう」と助言すると、メモを取り出して回答はしましたが、私は複雑な気持ちになりました。

一般的に、医療関係者は記憶障害のある人に「今日は何日ですか?」と質問することが多いのですが、記憶障害のある人でメリハリのない生活を送っている場合、日時は本人にとってそれほど重要でないため覚える必要はありません。しかし、外来に来るたびに私が日時を聞くことは本人にはプレッシャーで、日時の質問をされることは覚えているのではないか、と思いました。記憶障害のある人に日時を聞くのは慎重におこなう必要があるのではと、自省した次第です。

くも膜下出血により、まひはないが記憶障害が重度である五〇代の人がいました。本人は自分が骨折したことや、自分の自転車の置き場所なども覚えられませんでした。地域の障害者デイサービスにボランティアとして通っていたときは、遅刻が頻発していました。

発症七年後、デイサービスに慣れてきたので、時間単位でわずかの報酬が出る援助就労として、デイサービスの掃除を請け負ってもらったら、遅刻がなくなりました。本人には申し訳ないのですが、正直なところ、これには驚きました。デイサービスのボランティアから、わずかですが報酬を伴う仕事になってからは意欲に変化があり、記憶力によい影響を与えて、時間を気にするなど、心理的に大きな違いがあることを認識させられました。

一般的に、記憶障害がある場合、段階を踏んで仕事を検討します。しかし、このような例をみると、早期に実践的な仕事に就いてジョブコーチ制度を利用し、仕事に定着できるようにすることを検討する余地があります。

次は本人が記憶障害を認識できていた事例です。

電話がかかってきて本人が出たときに、家族に伝えないといけない内容だとわかっても、本人は記憶することがむずかしいため、伝言できないと判断しました。そこで、すぐに家族に電話を代わったのですが、家族は本人が何も考えずに、ただ電話を代わっただけと思っていました。

ある日、私の前でその話が出たとき、私が、なぜ電話を代わってもらったのかを本人にたずねると、自分は記憶できないと判断したからと話してくれました。それを聞いた家族は、「そこまで考えていたの……」と、驚いていました。

記憶障害があることを認識できるようになると、自信がなくて行動するのが消極的になりやすいのですが、考えていないわけではありません。

十数年前に二〇代で、外傷により記憶障害になった人がいました。あるときトイレの失敗があり、その後頻尿(一時間に数回)になり、トイレが気になって行動が制限されました。周囲の人が時間表をつけて本人に説明し、一〇分前にもトイレに行ったから大丈夫と声をかけてもうまくいかない、という報告がありました。

これに対しては、どう考えればいいのでしょうか。記憶障害が全体に影響するのではなく、例えば、一〇分前に行ったことの記憶が、障害によりわかっていないとも考えられます。ただ、失敗の記憶はあり、失敗することが嫌で早めにトイレに行くことが頻尿につながっているとも考えられます。一般的に、記憶しようとする内容には、本人の価値観が大きく影響します。この人にとってはトイレに失敗しないことが重要で、何度もトイレに行くことは苦にならないと判断しているのではないか、というようなさまざまな視点から検討する必要があります。

記憶障害が重度の場合

記憶障害が重度の場合、自分の状態がどのようになっているか、本人は認識できません。そのため「いま何か困っていることはありますか?」と質問すると、「何も困っていることはありません」という返事がかえってきます。自分が入院していることすらわからず、「これから会社に行く」というのを制止すると口論になった場合がありました。

この時期は、周囲の人は深刻な心理状態ですが、本人はそうではありません。記憶できないからメモをしても、そのこと自体とメモ帳をどこに置いたかなどを忘れ、メモ帳をうまく活用できることはほとんどありません。

そのため、生活リズムをパターン化する必要があります。

例えば、朝起きたら着替えをし、次にトイレ、洗面、そして朝食などと順番を決めて毎日おこないます。通所施設に行けば、最初に挨拶をして、更衣室へ、次に手を洗う、決まった席に着く、などです。ただし、このことをスムースにおこなうのは簡単ではなく、時間をかけてすることになります。

記憶障害を自覚してくる場合

次に、「記憶障害があることがわかる」ようになった場合、この状態が長期間続くと思うとうつ状態になりやすく、「生きていきたくない」と思うことも少なくありません。すると、それまで比較的明るかった態度が暗くなり、言葉や行動が少なくなります。家族としては以前より「悪くなった」印象になり、家族も落ち込むことがあります。そのため医療者は、「この状態は改善していく途中経過であり、記憶障害があることがわかることは、何かをきっかけにしていずれよくなろうとする」と説明して、家族に安心してもらう必要があります。

家族は本人に早く記憶できるようになってもらいたいという気持ちから、本人に注意をして覚えてもらうことに一生懸命になりますが、通常のケアレスミスを超える「症状」であるのです。例えば、まひの手や足を動かさないのは本人が動かそうとしないのではなく、「症状」であるから動かせないのと同じように、記憶装置の障害による「症状」であることを家族にも説明します。本人に「注意するように」と言えば、すぐよくなるわけではなく、時間をかけてゆっくりと改善していくことを理解してもらいます。

記憶障害が徐々に改善する経過のなかで「注意」を継続していくと、注意された内容は覚えられませんが、「注意されたこと」は覚えています。そのため注意した人を嫌になって反発することが昂じ、「易怒性」につながる場合があるので、言葉の内容やそのトーンを慎重に選ぶことが重要です。

その際、家族から「それでは何も言わなくていいですか?」と問われることがあります。「すぐに結果を求めない程度の気持ちで『このことを覚えていてくれたらうれしいです』と言えばよいのです」と、私が答えると、家族はある程度落ち着いてくるように思います。

それにしても、このような状態が半年～年単位の長期にわたり続きますので、家族がこの症状を理解するだけでなく、家族のストレスを解消することを継続的にできるように、医療、福祉のなかで支援することも重要です。

事例　四〇代で脳外傷

一九八二年七月（四六歳）、バイクに乗っていて車と正面衝突して受傷し、大学病院へ搬送。左脳挫傷、左外傷性くも膜下出血、左大腿骨粉砕骨折の診断で、翌日に脳挫傷の手術、九日目に血腫徐去の手術をしました。約二週間後に意識障害が改善すると、「こんなことしておれないから会社に行く」など多弁になり、会社の仕事のことばかり言って怒っていることが長期間続きました（本人には、この記憶はありません）。

その一週間後、左大腿骨骨折の手術をおこないました（二～三㎝短くなる）。本人は骨折の手術のことはわかっていて、切断されると思い、切断しないことを医師に一筆書いてもらいました。その手術後の一カ月強で、集中治療室（ＩＣＵ）から一般病棟へ移りました。約二カ月後、左片まひなどに対して、座る、立つなどの理学療法が開始されました。その数日後、正常圧水頭症のシャント術、骨形成術（脳の手術後、一時的にはずしていた部分に人工骨をはめる）をおこないました。

一〇月ごろに多弁は少なくなりましたが、朝、「いま何時ごろ？」と聞くと「夕方四時ごろ」と答え、時間感覚が定かでありませんでした。

一一月、リハビリ病院へ転院しました。しかし「会社へ行く」、「家に連れて帰れ」は続き（本人には、この記憶はありません）、妻は号泣していました。

一九八三年一月ごろ、介助があればトイレに車いすで行けるようになりました。

同年三月、私が当時勤務していた病院へ転院されてきました。この当時の記憶はあり、車いすを使用していました。歩行の練習が始まり、夜明け前に職員に見つからないように階段で歩く練習をしたそうです（私はこのことを今回初めて聞きました）。

五月には一人で歩いてトイレまで行けるようになり、食事時間には同室の患者のベッドまで食事を運ぶ手伝いをしました。

ただし、職員の名前は覚えられず、時間の概念がなく、何度も深夜に時には昼間に自宅に電話をかけて「おはよう」と言っていました。また、朝の五時に自宅に電話してくるので、家族が「朝の五時だよ」と言うと、「いつまで寝ているんだ」と言っていました。

本人は家族の声を聞くのが楽しみで自宅に電話をかけたのは覚えていますが、何時ごろかけたのかは覚えていません。当時、印象に残っているのは、外泊がうれしかったことなどです。

その月の末（受傷後約一〇ヵ月）、退院して自宅にもどったあと、落ち着いてきて、子どもから見ても父親らしい感じになり、また時間の概念が出てきました。自営のあんみつ屋を過去の記憶と妻を頼りに再開しましたが、味覚・嗅覚障害があり、あんこの味が一定せず一年後に閉店しました。仕事場から妻といっしょに自宅まで杖をついて歩いて帰る際、道路の真ん中を歩くので妻が注意すると、「いいんだよ、車がよけていくよ」と大声で怒鳴り、妻は運転手に謝りました。妻は当時、自宅に帰ると号泣していました。

一九八四年五月、再び頭部に人工骨を入れる手術をしました。六回目の手術でした。受傷から二年弱のこのころから、本人の生活は落ち着いてきました。

一九八五年、清掃・環境整備の業務に就きました。受傷から三年かかって、社会復帰したと家族は思ったそうです。

一九八七年二月（受傷後約四年半）、会社の試験に受かって障害者雇用で入社しました。このころは杖なしで歩けました。雑用の仕事と思って行きましたが、主に、得意先などに小切手、現金などを運ぶ業務を一人でハイヤー、交通機関、徒歩などによりおこないました。住所から地図を頼りに一日何件も、企業や個人宅を訪問しました。地方の新規開店時には出張もしました。障害のある人と思われないくらい他の社員と同じような仕事をこなしたそうです。

一九九六年、六〇歳のとき、定年で退職しましたが、会社の要望で再雇用となり、六五歳まで働きました。

主治医は、CTと本人の状態を比較して、このように働けることを、今でも「不思議だ」と言うそうです。

二〇一五年、駅前の草取りを自主的にしているところを町会の役員が見ていてスカウトされました。そして町会の環境部担当となり、交通整理、小学生の「見守り隊」を雨の日も雪の日もしていました。

二〇一七年（八一歳）のとき、見守り中に転倒したのを契機に見守り隊を引退しましたが、自主的に午後のみ、見守りをしています。

妻は、これらの経験から、「辛いと言えば辛い。先のことも考えなければいけないが、夫がどうなるかわからない不安と子どものことなどあり、強くなったと思います。夫の母が病院に見舞いに来たときに、『私が代われるものなら代わりたい。不憫《ふびん》でならないけれど、がん

ばるんだよ』と励まして帰られました。そのころ一番くじけそうでしたが、がんばらないといけないなと思いました」と話してくれました。

この人の脳外傷の症状は、発症当初は重度でしたが、三年たったころに大きく変化しました。会社に勤務していたとき、背広姿で私のいた病院にひょっこり来られました。「だれかなあ」と思いましたが、本人とわかり、感激したことを思い出します。私自身CTを見ると今でも不思議なくらいですが、この人から、脳外傷が重度でも数年後には変化することを教わり、年単位での見通しを考えなければいけないというように、治療方針に大きな影響を受けました。

このように回復する可能性が脳外傷の場合ではあるので、少なくとも三年は諦めないでじっくり経過をみていく必要があります。記憶障害があるときでも、全部を記憶しないわけではなく、本人にとって興味・関心があることは記憶できることを、周りは認識することが大切です。

(4) 前頭前野の症状3――遂行機能障害

精神科医の三村將氏によれば、遂行機能とは、目標を設定し、計画を立案し、効率的に実行して、その結果を評価する、一連の行動です（鹿島晴雄ほか編『よくわかる失語症セラピーと認知リハビリテーション』永井書店）。例えば、ある金額をもってコンビニで必要なものを買ってくる、ことなどです。

診断のむずかしさ

アメリカのラスク研究所のモデルでは、発動性、注意、記憶、遂行機能は階層性になっていて、遂行機能は上位のレベルです。注意障害、自発性低下、記憶障害などがあると、その上位になる遂行機能が障害をおうのは必然であり、遂行機能障害が注意障害などと並列してあるかのように誤解しないことが必要です。

その意味からも、注意障害、記憶障害などに対処してから、遂行機能障害を評価します。ただし、遂行機能は総合的な一連の機能であり、机上の検査だけで測定するのはむずかしく、生活場面を設定するのがよいと考えます。

例えば、人と会う約束の予定を立てる場合で考えてみましょう。記憶障害があれば、いつ、どこで、だれに会うこと自体を忘れるので、記憶障害だと説明はつきますが、記憶障害がなければ、いつ、どこで、だれに会うことは覚えているのです。しかし、バスに乗って駅で電車に乗り換え、目的地までどのような手順で行くか、また、目的地までの交通機関と乗り換え時間を確認し、自宅からこのくらい時間がかかるから何時に自宅を出なければいけない、など時間の計算ができないため会うことができないのであれば、初めて遂行機能障害であると説明できます。

どのようにリハビリをしたらいいのか

だれかに会う約束を想定すると、何時に自宅を出て、どのバスに乗り、どの駅で乗り換え、どの電車に乗り、どの駅で降りて、そこから目的地までの地図を書くなどを、いっしょに検討する必要があります。

また、料理をする際、レシピに合わせてどんな食材を用意するか、どのような手順で料理をしていくか、どのくらい時間がかかるので、食事時間に合わせるのに、何時から取りかかったらいいかをいっしょに考える必要があります。

(5) 左半球症状1——失語症

脳は、左右で役割が違います。利き手に影響を受けますが、右利きの人の左半球には言語中枢があり、言語的な思考や数学的な機能があり、一般的に論理的な脳と呼ばれています。これに対して、右半球は言語的でない、視空間的、音楽的な機能があり、芸術的な脳と呼ばれています。

左半球の言語中枢部が傷害を受けると、失語症（計算障害）、失行症などがあらわれることがあります。

失語症とは

和田義明氏によると、失語症を一八六一年に世界で初めて報告したのは、フランス人の近代神経心理学者であるブローカでした（『やさしくわかる高次脳機能障害』秀和システム）。彼は「タンタン」としか発話しない失語症の症例について報告しました。一八七四年にはドイツ人で内科医、解剖医のウェルニッケが言語理解が重度な失語症の症例について報告しました。

失語症は「聞く」「読む」「話す」「書く」の四つの機能の障害（軽〜重度の差はある）があり、さらに計算障害を伴います。

失語症の分類

失語症の分類は、話す言葉(発話)が流暢《りゅうちょう》でないか、流暢かでわけられます。前者の代表的なタイプはブローカ失語で、後者の代表がウェルニッケ失語です。そして、先に述べた四つの機能が最も重度の全失語症があります。

ブローカ失語

発話、文字を書くなどへの障害が強くあらわれ、言語を聞いて理解することや読んで理解することは発話に比べてできる場合が多くあります。

発話量が少なく、発話文も短く、助詞などが省略される電報の文体になり、プロソディ(リズムやメロディ)も影響を受けます。

ウェルニッケ失語

発話は流暢で、プロソディも普通ですが、言いたい言葉が出てこない(喚語《かんご》困難《こんなん》)、言おうとする言葉と違う言葉を言う錯語《さくご》(「えんぴつ」を「えんぽつ」、「ミカン」を「リンゴ」)などがあらわれます。重度になると日本語の意味にならない言葉の連続(新造語)、例えば「ねごそながれ」などと言うことがあります。「聞く」、「読む」においての言葉の理解は中〜重度で日常会話は困難な場合が多いです。

全失語

「聞く」、「読む」、「話す」、「書く」ことのすべてに重度の障害があります。

私の経験例では、入院中のある患者は「ミカン」と「とけい」を目の前に置き、文字にもして、「どちらがミカンですか?」などのように、「聞く」と「読む」ことで一〇回質問して、一回正答できるかどうかのレベルでした。かつ、「ミカン」という言葉や自分の名前すら「話す」こともできず、「書く」こともできませんでした。

失語症の人へのリハビリ

中度から重度の失語症の人は、急性期には自分の症状に対する認識の低下により自分が失語症とは理解できない場合が多くあります。

一九九三年に脳出血を発症し、失語症、右片まひであった私の妻も短期間でしたが、その時期がありました。

その際には、失語症の本人が聞き手に通じない言葉を話したとき、聞き手が「何を言っているのか」と困惑して怪訝《けげん》な表情をすると、本人は「自分の言うことをまじめに聞いてくれない」と思って怒ることがあるので、周囲の人はこのことを理解して対応する必要があります。わからないことを説明しても理解できる段階でなければ、さりげなくその場を離れることも考えられます。

数カ月経過して、少し落ち着いてくると、軽〜中度であれば「聞く」、「話す」がある程度できるので、判断力や思考力は発揮できるようになります。ただし、失語症のため細かい情報が的確に入ってこない、あるいはみずから考えていることを十分に周囲に伝えられないもどかしさがあり、うつ状態やイライラ感が募る心理状態に陥ることが多くあります。その際、失語症があっても、頭の中での考え(「内言語」という)はあるといわれているので、話す(「外言語」という)ことが思うようにできないだけであるということを周囲の人は理解することが重要です。

重度な場合には、発症から半年〜一年くらい、なかにはそれ以上かかって現状を認識できるようになります。

失語症の人と話すときの基本的な姿勢として、表3-1のようなことがあげられます。

失語症の人は言葉を発するまでに時間がかかり、周囲の人はテンポが合わなくて親切心で先に言おうとすることがあります。しかし、本人は一生懸命考えている最中に言われてしまえば、先に言われたとの思いで、意気消沈して話したくなくなります。周囲の人は、その「間《ま》」に耐えることが大切です。

表3-1　失語症の人との会話の基本

①ゆっくり，はっきりと話す
②短く，わかりやすい言葉で話す
③繰り返し言ってみる
④先回りしないで，しばらく待つ
⑤話題を急に変えない

出典：地域ST連絡会失語症会話パートナー養成部会編『失語症の人と話そう――失語症の理解と豊かなコミュニケーションのために』中央法規出版，2004年より

一般的に、「はい」、「いいえ」で答えられる質問をするとよい、と言われていますが、それでも簡単に答えられない失語症の人もいます。通常は、言っている意味が十分理解できず、どう答えていいか判断できない、と考えられていますが、どう答えていいか迷ったりする、などの理由で「はい」、「いいえ」で答えられないこともあります。

周囲の人は本人の思いをくんで話そうとしますが、予想に

反して「いいえ」と答えたときに、予想に反したことにとらわれずにそれを手がかりに本人が何を考え、何を大切にしているかがわかる「機会」であると認識することも重要です。そのことにより、周囲の人々は本人に対する考えの幅が拡がり、その後に提案する選択肢が拡がります。それをくりかえすと、本人が思っていることを推測できる確率が高くなり、会話が成立しやすくなります。

会話が通じにくいほど失語症が重度の場合、失語症の人といっしょに散歩をし、食事をするなど、「いっしょに行動すること」がコミュニケーションの一つの方法であり、本人にとって気分的に安定することにつながります。私は失語症の人といっしょに旅行に行った際、このことを実感しました。

失語症の人は怒りっぽくなることがありますが、「高次脳機能障害の易怒性」の「症状」ではなく「感情」として理解することが重要です。過去の知識により思考力はあり、日本語が通じないイライラ感と、相手の態度が誠実でないと判断しても言葉で注意できないので、イライラ感を超えて怒りやすい心理状態になります。

そして、判断力は的確であるので、自分で怒る相手を使いわけ、家族に向けて怒ることが多く、第三者に怒ることはあまりありません。
また、「怒る」ということで自分の意思を表現しているとも解釈でき、家族を含めた周囲の人は怒っていることを何らかの意思と受けとめて、対応する必要があります。そうすれば、「怒り」は軽減します。

周囲の人々（家族）は

家族は、本人以外に話し相手がいないと、もうちょっと話をしてほしい、などの思いが募って、本人にしゃべってほしいと一生懸命になる傾向があります。一般的に、家族を含めた周囲の人々は以下のことに配慮することが重要です。

- 本人が今どういう気持ちであるか、慮《おもんぱか》る。慮ってもすぐにわからないことが多いのですが、あきらめるのではなく、慮る姿勢が重要であり、その姿勢が本人に伝わります。
- 本人が答えを言えないと、周囲の人々がすぐに回答してしまうことが少なくありません。そうではなく、失語症の人が参加できるように選択肢を提案し、本人に決めてもらいます。

軽度の失語症で、初対面では失語症があるとはわからないくらいの人でも、「人と話している際に、そばでテレビの音声が混じると、混同してしまう」、「数人で話をしている中にいると、すぐに混乱してしまう」、「一対一で話すと比較的わかるが、それでも一五分くらいすると疲れが出て混乱する」などと述べています。

たとえて言えば、私は英会話が得意でないため、英語で話をするとすぐ疲れて話したくなくなり、食事をしても、何を食べたか、味はどうだったか、などに関して記憶に残らない経験があります。このような状態に近いのではないかと考えています。

周囲の人がこのようなことを理解し、配慮をしないと、本人は徐々に自信をなくし、会話をしたくなくなります。失語症の人の気持ちがどうなのか、周囲の人々は、常に頭に置いておくことが大切です。

例えば、会話をしていて、先日の話を確認する際、本人が話した内容が不十分であっても、それを直接指摘すれば本人は自信を失いかねません。記憶の装置は正常であっても、本人に興味があまりなければ、記憶にとどめにくいことがあります。また、失語症により聞くことが十分できないため、記憶装置に届かなくて記憶されないこともあります。このように二重に困難な要素があることを認識する必要があります。

障害がある本人に責任があるかのごとく、周囲が訂正すれば、本人を追い詰めることになりかねません。

家族の会

家族側に立ってみると、家族は失語症の人との会話のない日常はとても大変です。ある家族は、「壁と話しても……」と話されていたことがありました。

そのため、失語症の家族どうしの話し合いの場が不可欠であり、例えば、家族会に参加してさまざまな家族と話をすることが必要です。

このような状態を打開しようと、「日本失語症協議会（前・全国失語症友の会連合会）」が全国各地で活動しています。故遠藤尚志氏が失語症の人、家族に呼びかけ、一九八二年に設立しました。徐々に会が増えましたが、二〇〇〇年に介護保険制度が施行され、デイケア、デイサービスなどができて、会は縮小傾向になりました。

そこで、言語聴覚士が中心となって、失語症の人たちに特化したデイサービスを立ちあげましたが、現状ではまだ数は少ないです。二〇一四年春には、失語症の人の家族がデイサービスを東京都内に立ち上げました。

また、日常生活での会話が困難である、小学生の子どもがいて保護者参観に出かけても話されていることが理解できず学校の通信も理解できない、あるいは講演を聞きにいっても聴覚障害者に対する手話通訳に類するような人はいない、といった問題があります。それらに対する方策として、会話パートナーや要約筆記者の育成が少しずつ始まっています。二〇〇〇年には地域ST連絡会失語症会話パートナー養成部会(当時の代表、田村洋子)により第一回「失語症会話パートナー養成講座」が開かれ、以後、毎年一回おこなわれています。このような積み重ねにより、二〇一七年度には、全国で失語症者向け意思疎通支援者養成・派遣事業が始まりました。二〇一八年度に日本言語聴覚士協会が中心となって各都道府県で支援者養成講座が開かれ、二〇一九年度に本格的に支援者派遣が実施される予定です。

事例　七〇代、プロのカメラマンが脳梗塞に

一九九七年に退職後、プロのビデオカメラマンとして映像の会社を経営し、テレビ放映の仕事をしていました。

二〇〇四年三月早朝、脳梗塞を発症し、近くの病院に入院しました。本人はこのことを覚えています。軽い右片まひで、まもなく歩けるようになり、失語症は重度でしたが、一カ月強で退院しました。

退院後、テレビばかり見ていたので、妻は心配で病院の外来以外にあちこちの言葉の教室に連れて出かけました。一カ所では月一〜二回の開催ですが、あちこちに行くことで、週三日出かけることになりました。妻は、夫は従来、自宅では言うことを聞かないので、教室に行くのを嫌がるのではないかと心配しましたが、嫌とは言わなかったそうです。本人も「嫌ではなかった」と述べていました。

失語症が重度でしたが、妻の表現では「手足を動かして（ジェスチャー）参加しました」。本人はこのとき、言葉が通じていなかったと述べています。「通じなくて嫌とは思わなかったですか？」と聞くと、「なんともない」と答えました。妻は「仕事では知らないところにカメラを持って行き取材するわけですから、知らない人でも通じることが感覚的にあるのでしょうね。嫌とは言わなかったので、私は助かりました」とふりかえり、本人は「そういう感じなんだよね」と。私が「そういうのが元来興味深かったのでしょうね」と問うと、「そうだと思う」とも言っていました。

最初に行った病院の人から、私を紹介されたとのことでした。二〇〇九年、クリニックに関係する人々と山形旅行に行くとき、本人にカメラマンとしての参加をお願いし、病後初めてカメラを持つことになりました。妻は「あれが大きなきっかけになりました。それまで私が何回もカメラの話をしてものってこなかった。先生が言ったらパッとのったんです」とのこと。カメラは現役時代と違って「ちいさい」と言いながら、二日間の旅行で五〜六時間撮影されました。

その後、本人が、器材を持っている仲間に編集の協力を依頼しました。いつもならナレーションを人に頼んでいましたが、このときは自分でしようと思い、文章を書くと、仲間から何度も修正があり、仕上がるまでに何日もかかりました。本人は、文章を書くのが「大変だった」と述べています。妻が「あれが回復につながったと思います」と言うと、本人は「そうですね」と言っていました。

私とはその当時、挨拶程度の会話しかできませんでしたが、ナレーションの内容はふだんとはまったく違うレベルでした。本人は「書いて話したから」と言っていますが、「あれが自信になったのですか?」の問いに「そうですね」と答えていました。

発症から六年後の二〇一〇年、脳損傷者ケアリング・コミュニティ学会島根大会で、この経過をインタビュー形式で発表されました。ただし、本人は大会に行ったことはなんとなく覚えていますが、発表したことは覚えていません。

これがきっかけになり、自信がついたようで、たまにお酒を飲んでいた昔のカメラマン仲間といっしょに、さまざまな撮影をするようになりました。二〇一五年、本人は障害があっても元気になった人を撮影したい気持ちがあり、山形県に頸髄損傷の四肢まひの人を撮影に行きました。

二〇一六年、日本脳損傷者ケアリング・コミュニティ学会東京大会で副大会長を務め、閉会の挨拶をしました。頭の中ではいろいろ考えているが、それを言葉に出せないもどかしさがあり、文章は妻に書いてもらいました。

妻は「周囲の人がいい人ばかりでよかった」とも語っています。スポーツトレーナーと障害のある人がいっしょに競技するボッチャ、卓球、水泳を撮影したDVDをつくり、賞をもらったこともありました。

退院後、言葉が通じなくて「相当の」不安があり、一人では出かけられませんでしたが、二〇一〇年の島根大会後には一人で外に出かけられるようになりました。当初、妻は心配で、こっそり後からついていっていましたが。

クリニックなどの慣れたところに行くのは、心配がありません。今でも言葉が出ないので多少の不安はありますが「しようがない」と本人は思っています。

妻の「ここまで回復したのはありがたい」との言葉には、実感がこもっていました。

---

(6) 左半球症状2——失行症

意図はわかるが

人は生まれてからすぐに道具が使えるのではなく、何度も練習、学習することにより使えるようになります。例えば、子どものころに箸を何度も何度も練習してうまく使えるようになった経験はだれしもあるでしょう。外国人の大人が箸をうまく使えないのは、経験がないからです。スプーンやフォークは子どものころ使ったことがないと、大人になってから練習が必要ですが、一度使えるようになれば、一生続けられます。

ところが脳の左半球の損傷により、このような道具をうまく使えなくなることがあります。それが失行症です。

失行症は運動機能にまひなどがなく、動作の意図はわかっていますが、その動作ができない状態です。実際には、失語症、右片まひを合併していることが多く、体を動かすときや、左手を使用するときに症状があらわれます。

急性期には、スプーンを逆さにしてすくおうとする、箸で食べ物をつまめない、歯ブラシに歯磨き粉をうまくつけられない、など日常生活にさまざまな影響がありますが、日々練習すれば時間の経過とともにできるようになります。

検査場面では、「さよなら」で手を振る、「敬礼」で手をかざす、深呼吸をする、などのジェスチャーの検査や、実物を用いた動作の検査でうまく行動できません。例えば、歯ブラシにチューブの粉をつけて歯磨きをする際にチューブをもって歯磨きをしようとする、あるいは、マッチをつけてろうそくに火をともす動作でマッチ棒をすらないで、直接ろうそくにもっていく、などがあります。

自然にはできる

自分の体の動きや目的を意識して行動するときにはできなくても、自然にはできることがあります。例えば、「さよなら」と手を振る検査ではできなくても、人と別れるときに「さよなら」と自然に手を振ることができるのです。

このように、通常見かけない動作に周囲は困惑しますが、失行症の症状であり、しかも日常生活レベルの行動であれば、退院するころには症状がほぼ消失して問題になることは少ないのです。

(7) 右半球症状1——左半側空間無視

脳の右半球が傷害を受けると、左半側空間無視、左半側身体失認などの症状があらわれることがあります。

左半側空間無視とは

世界的に左半側空間無視の存在がわかったのは、失語症よりも歴史的に浅く、神経内科医の山鳥重氏（『神経心理学入門』医学書院）によれば、一九四一年にブレインが報告したのが最初です。仮説として有力なのは、右半球は左右の視野を支配し、左半球は右視野だけを支配しているため、左半球に病巣があっても右半側空間無視は右半球でカバーできるが、右半球に病巣があれば左半側空間無視があらわれる、というものです。

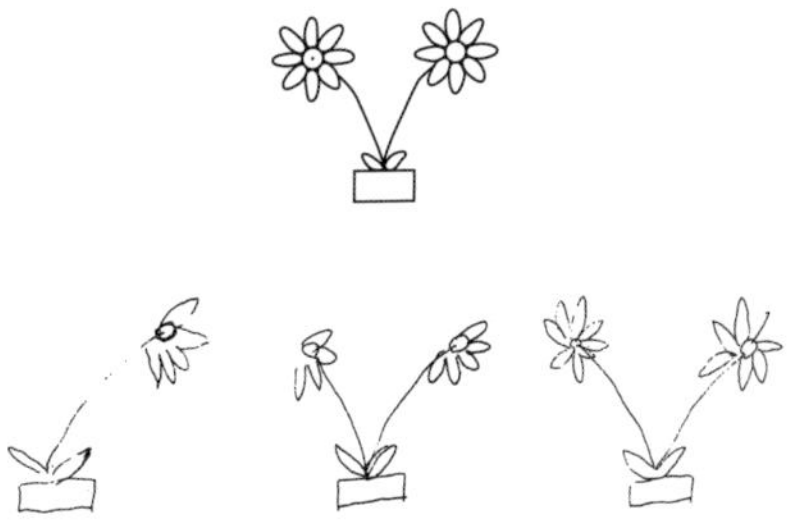

1994年9月　95年1月　95年6月

著者によるダブルデージーの模写テスト

図3-4　左半側空間無視の人が描いた絵

左半側空間無視は、右利きの人の右半球に傷害をおうと生じることがあります。しかし、周囲の人は知識がないと外見からはわかりにくいのです。

机上のテストでは、図3-4のように花と植木鉢を模写してもらいます。一番左側は左の花全体を書いていません。中央は左右の花は書いていますが、おのおのの左側の花びらを書いていません。これは、単に左側を無視するのではなく、書こうとする花に焦点を当てた視野の左側を無視してしまうと考えれば説明できます。

そして、棒線の抹消テスト（図3-5）では、左側全体と右側の一部を抹消しません。
漢字の音読では「鍵」の金篇を無視して「たてる」と読む、などが生じます。

左側がわからない

日常生活の場面では、左側にある食器に手をつけない、食器内の左側を残す、机の左視野の範囲が乱雑になっている、などのことが起こるので、一見だらしがないように見えます。左側が散らかっていてもわからないのを、周囲の人は片づけないと誤解し、上着の左側がズボンの中におさまっていなくてはみ出していると、着衣が乱れていると誤解します。

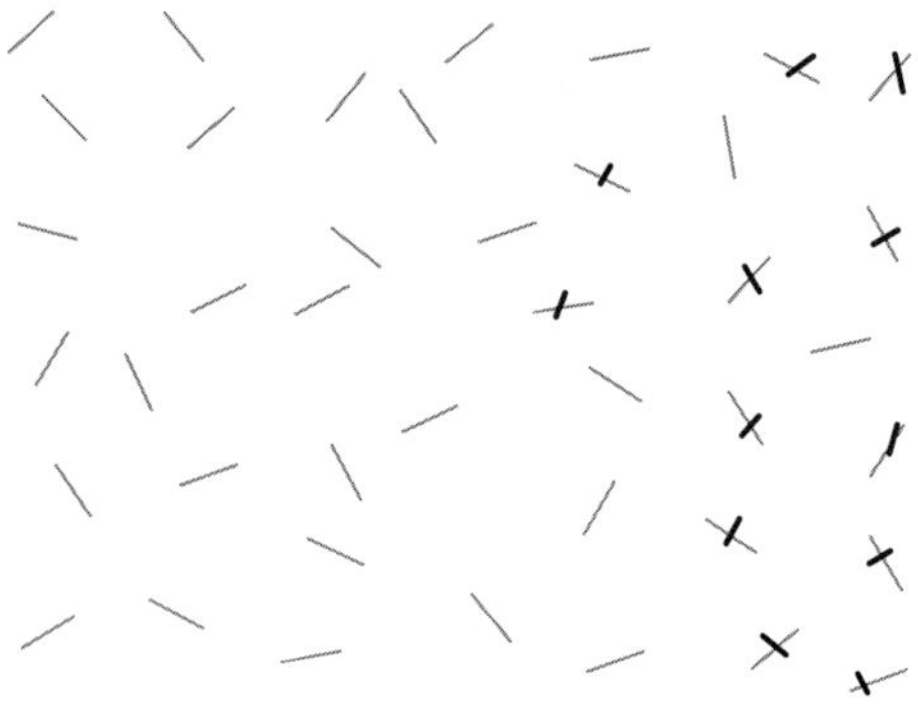

著者によるアルバートの線分抹消テスト

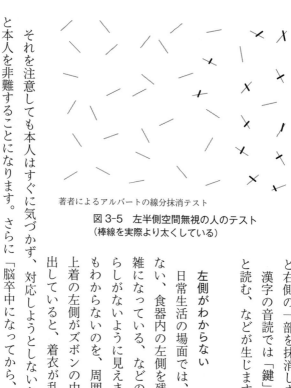

図 3-5　左半側空間無視の人のテスト
（棒線を実際より太くしている）

それを注意しても本人はすぐに気づかず、対応しようとしないと、「言うことを聞かない」と本人を非難することになります。さらに「脳卒中になってから、だらしがなくなって、人の言うことを聞かない性格に変わった」と言うことさえあります。

また、左側のものにぶつかり、距離感を誤り、ものを取ろうとして転倒したりします。水平―垂直の軸に歪みがあり、体幹をまっすぐに保つのが困難となり、体が傾くのです。そして言葉のやりとりは問題ないのですが、話があちこちに飛んで話のまとまりがなく、聞き手がどのような気持ちであるのかへの配慮が足りず、自分中心に話すこともあります。

事例　四〇代で脳出血

四〇代で脳出血を発症した、寿司職人の人がいました。脳出血を発症してから四カ月後、退院して自宅に戻りましたが、左半側空間無視、左片まひがありました。そのとき、プラスチック短下肢装具と杖で、見守りがあれば数百メートルは歩けました。

退院三日目には魚市場の仲間に退院を報告するため、家族の見守りがありましたが、足場が水や氷で濡れている魚市場へ出かけ、その後は、週三日くらい、魚市場へ出かけました。

退院二カ月(発症六カ月)後、私と作業療法士が訪問診療と訪問療法を開始しました。当時、本人は買ってきた魚をさばけず、電話で注文を受けてもメモできず、退院七カ月(発症一一カ月)後にはうつ状態に陥り、部屋にカギをかけて一人でこもるようになりました。後日談では、本人には「死にたい」という気持ちがあり、家族は、店にあった一五本の包丁を全部隠したそうです。訪問してきた作業療法士に、家族は居留守を使うこともありました。

その後、半年以上かかって、徐々に落ち着きを取り戻し、その年の後半には、ちらし寿司づくりの練習を始めました。そのきっかけの一つは、閉じこもっていた部屋のカギを開けてもらい、私が一人で入ったことでした。私が「あなたの利き手はどっちですか？」と聞くと、本人が「右手です」と答え、「それでは動くのではないですか」と返し、さらに「右手ででできることはないですか？」と質問しました。「死にたい」と思っている本人は返事のしようがなく黙っていましたので、「一カ月後に来るまでの宿題ですね」と言って私は帰りました。

二つ目のきっかけは、知人が来たときのことでした。何かのきっかけで、父親と本人が取っ組み合いのけんかになり、知人が仲裁しました。胸の中の思いをはき出したのか、二日後には、再び魚河岸に出かけました。その後、夫婦で相談した結果、妻の「ちらし寿司は？」との提案を受け、本人は「ちらし寿司ならできるかも」と思ったそうです。

ちらし寿司づくりに挑戦するようになりましたが、左半側空間無視があり、当初は器の左半分に具が載らず、日々家族や親戚の昼・夕食はちらし寿司になり、多いときは一〇食以上になりました。そこで、私に問い合わせがありましたので、右肩を器に向けて立ち、まず器の左側に具を載せてから右側に載せるようにしたらどうでしょうかと本人に助言しました。そうすると、しばらく練習をして、ちらし寿司が一個できるようになりました。でも一〇分くらいかかっていましたので、妻がストップウオッチを持って一分以内の完成をめざし、さらに練習しました。次に、二個並べてつくると、左側の一個に具が載らない状態であり、それをまた左側の器から具を載せるようにしました。そうして七個までできるようになるのに、半年以上かかりました。

発症後、約二年目の春、短い時間で全体に具が載るようになり、店に出てちらし寿司で商売を始めました。当初、一～二時間立ったままで仕事をすると、左あしがパンパンにむくんで大変でしたが、何とかしのぎました。週二日、二～三時間から始めて、数年後には週五日、一日三時間で三〇食くらいできるようになりました。

その後も私は、本人ができることを達成して自信をもってもらうように、常に機会をうかがっていました。発症後、四年四カ月たったころ、私たちが開催した全国老人デイ・ケア大会の懇親会で全国の参加者を前にして、片手だけでのちらし寿司づくりを実演してもらいました。さらに発症から、五年一〇カ月後には地域の片まひがある人の食事づくりの講習会で、海苔巻きの講師をしてもらいました。

発症九年半後には、地域の高次脳機能障害の講習会に仕事着を着て参加し、体験談を語りました。

発症一一年後には、看護大学大学院での九〇分の講義を私が提案すると、挑戦しました。なお、発症二年後から、右手だけでの握り寿司を練習しています。八年経過するなかで素人的にはそれなりと思えるできばえですが、まだプロとしてはお客様には出せない状態であるとのことです。

また発症一二年後のことです。調理師学校に行っていた、ある若者が軽い右片まひになり、自主退学し、悲嘆にくれていたときに、親といっしょにこの寿司店を訪れました。本人と若者は四、五時間話し合って、若者を激励し、彼の「支え手」になりました。その後、若者は、自宅の食事をつくるようになり、正月にはおせち料理をつくって持ってきてくれました。

妻は、夫の退院後まもなく、ストレスがたまると陶芸教室に出かけていました。このようなとき、周囲の人々から「病人をおいて、家族が遊びに行く」とみられかねないことがあります。しかし、家族が気分転換することで、その後の生活での支援する気持ちがリフレッシュできるので、周囲の人に、気分転換をしていることを説明するのが重要です。

(8) 右半球症状2——左半側身体失認

左半側身体失認とは

左半側身体失認は、左半身の運動まひや感覚まひはなくて、左半身の認識がないと定義されています。しかし、現実にはまひが合併している場合が多くあります。

具体的には、左手を手袋に入れるのに時間がかかり、左手をポケットに入れるのに、右手を添える必要があります。また、臥床時に左腕が体の後ろに敷かれていても気づきません。これらは、感覚まひと重なると判断がむずかしいのですが、いずれにしても、半年〜年単位の時間をかけて、少しずつ認識できるように支援していくことが求められます。

3　高次脳機能障害の特徴

高次脳機能障害かどうかの見きわめ

今までみてきたように、脳損傷を受けたあと、中度以上の傷害では、数カ月から半年くらいは脳全体が混乱していると、経験的には考えられます。そして、その時期はダイアキシス（脳の病巣が解剖学的に結合している部位に影響し、健常の脳が混乱する）によることが多いといわれています（山鳥、前掲）。その時期が過ぎて落ち着いてくれば、脳の損傷が大きくても、脳の全体からみれば、片方の半球の部分的な傷害であり、高次脳機能障害の症状以外は普通であることを認識することが重要です。

高次脳機能障害の症状は日常生活で目にすることが少ないため、周りの人はそれらの症状に驚き、圧倒されて全体がみえなくなり、「わけがわからない」人と思ってしまうことが少なくありません。すると、そのような周囲の人の対応を判断力がある本人が敏感に察知し、信頼関係を築きにくくすることになるため、注意が必要です。

また高次脳機能は人間的な機能であり、ある発言、ある行動などが高次脳機能障害の症状なのか、その人固有の人間的な要素なのかをわけることがむずかしい場合があります。個人の性格や資質と、混同、ないし誤解をしないように、あくまでも「症状」である部分を見きわめることが大切です。

例えば、記憶障害があり、数分前の話が現在につながっていても記憶にとどまらなければ、話全体を理解できず、判断が的確にできません。しかし、過去の記憶が保たれていれば、常識的な判断力はあり、現在の目の前の状況を判断することはできるので、判断装置が壊れているのではありません。

左半側空間無視があると、書類を見た際、左側を見落として問題を生じかねませんが、会話だけのときは問題が起こりません。かつて、リハビリ後に社長に復帰して、書類は周囲の人が対応し、銀行側との交渉ができた人がいました。このように、症状とそれ以外を整理できれば、本人にはいろいろできることがあるのがわかるのです。

また、高次脳機能障害は短時間ではわかりにくく、日常生活、社会活動(仕事、買い物など)の継続した時間のなかでわかることが多くあります。私も診察室だけで判断せず、家族からの情報なども参考にしています。

記憶障害、左半側空間無視の中〜重度の人は、本人が自分の症状を認識していない場合が多くあります。そして、記憶障害が軽度の場合には、周囲の人は判断しにくいことがあります。

記憶障害があっても、入院中はみずから計画して行動することはほとんどなく、周囲から「これから検査に行きます」、「昼食時間ですよ」などとうながされて行動するので、何ら支障はありません。

しかし、退院して自宅に戻ると、朝起きるのが自分からできない、家族がこうしてほしいと約束しても守らない、など記憶障害が露呈します。たとえ、日常生活で大きな問題にならなくても、仕事に復帰した際に問題が生じることもあります。仕事はいくつかのことが同時に進むことが多く、しかも流れに沿って細かい手順を求められ、必要なことを記憶することができなくて問題が生じます。入院中の単純な生活ではあらわれなかったことが、自宅や職場でわかる場合があるのです。

一般的には高次脳機能障害の症状は理解しにくいことが多いので、家族が日常的に理解できない、変だなと思う事態があれば、メモしておいてもらい、外来時などに医療者がそれに対して説明するといいでしょう。

ところで、どの症状がどの程度改善するかというのは、まだ言いきれませんが、確実に半年、年単位で一～三年、三～五年、五～一〇年と改善していきます。そのため、退院後の長期的な支援体制づくりが必要です。ただし、時間がたてば能力が改善するというわけではなく、次に述べる脳の可塑性《かそせい》が関与するのです。

脳の可塑性

脳血流を研究している神経内科医の長田乾氏によれば、脳には可塑性があり、高次脳機能障害の場合、傷害を免れた脳部位や反対側の脳が慢性期にゆっくりと半年～年単位で機能を代償するといわれています。ただし、本人のもっている能力の少し上に向けて努力することにより脳血流が増えて、新しい神経回路がつながるのではないかともいわれています。単に時間がたてば、よくなるものではありません。

そして、イヤイヤさせられているうちは努力しないし、努力するには受動的ではできないので意欲が必要です。また自分で決めるという「主体性」が求められます。この「主体性」を再びつくり上げることが、地域のリハビリではきわめて重要な課題となり、家族、医療・保健・福祉関係者などにはそのことを念頭に置いた年単位の支援が求められます。

ところで、経過のなかで高次脳機能の症状が悪化して見えることがあると、再発したのではないかと心配になります。再発以外には、心不全などの全身状態が悪化すると高次脳機能の能力が低下します。全身状態が回復すると、能力も回復しますので、この点も確認する必要があります。

高次脳機能障害の改善については、長期的な見通しとして統一したものは出ていません。その理由は、本人の障害の重症度、心理的な状態、周囲のかかわり方などが複雑に絡むため、予測するのが大変むずかしいからだと思います。

私の四〇年近くの経験から、脳卒中と脳外傷で見通しの判断の時期が異なります。脳卒中は発症後半年〜一年くらいである程度の幅をもって三年後の予測はできますが、脳外傷は発症後半年間は重度でも、数年後に改善する人がいるため、発症約三年後までは経過を診ながら判断するようにしています。

4章

人生のなかばで障害をおった人の心理

1　ある日突然

中途障害のある人の心理

中途障害とは、人生の途中から、病気やけがによって障害があることです。

脳血管障害などにより中途障害のある人は、突然発症し後遺症が残るため、発症当初は脳全体に霞がかかったような時期で的確な判断ができにくく、医療知識がないと「そのうち治るだろう」、「かぜのひどい状態」などと思っていることが少なくありません。その後、徐々に自分のまひなどの状態が認識できるようになると、深刻な心理状態に陥ります。

重症度にもよりますが、一カ月~数カ月、そして六カ月と経過するころから、「治らないのでは」と思い、うつ状態に陥り、「ダメな人間になった」、「死にたい」などと思うことが多いようです。そして、発症前の何でもできた状態を基準にし、現在の不自由な状態と比較して、そのギャップに大いに悩み、いつまでたっても「よくなって(治って)いないから、何もできない」と本人は思います。

このようなとき、理学療法、作業療法、言語聴覚療法などでは、「トイレ動作ができる」、「左手で箸が使える」などの日常生活の活動や「室内あるいは屋外を歩く」、「日常会話ができる」などが目標になります。しかし、それらの目標を一部達成しても、本人にとってはまだできないことがたくさんある、あるいは内容に不満足であると考えて、次は何を目標にするかと、さらに改善あるいは治す方向をめざすことになります。

心の葛藤

療法士は、本人が期待するほどの改善がむずかしいと考え、「障害がありながらもさまざまなことをしていく」というほうに本人の気持ちを向けようとしてもうまくいかないと思いながら、療法を続けている場合が少なくありません。残念ながら、「障害が治って一〇〇%元に戻る」わけではないので、本人の「障害があるから何もできない」という根本的な考えを転換できないまま、本人―療法士がともにそこから脱しないと、本人は「してもらう」―療法士は「してあげる」という共依存関係に陥りやすく、その先の展望が開けません。

本人は、黙々とマンツーマンでの療法にとらわれ、周囲にいる障害のある人の状況が見えないときがあります。そうすると、みずからの状態をほかの障害のある人と比較してどの程度の障害があるか、との客観的な判断ができず、「自分は重症で一番苦労している」とも感じます。

また、以前ほどではありませんが、片まひであったり、車いすや杖を使っている姿では、近所の人の視線が気になるので、自宅に閉じこもることになります。その際、本人からは「家族に迷惑をかけたくないので、外出したくない」という表現になることが少なくありません。

そして、たとえ「歩けた」としても、本人は「歩いていることにならない」と言うことが多いのです。理由としては「杖をついている」、「装具をつけている」、さらに、それらがなくて一人で歩いていても「人に追い越される」など、発症前と同じようにはできないからです。

このように「歩く」という意味自体が、本人と周囲の人とでは違うことを念頭に置く必要があります。

家族の中では、自分以外の家族は「健常者」で自分だけが「障害者」であると、孤独を感じるときがあります。

いずれにしても、「きわめて自信がない」心理状態が続きます。

2　医療・保健・福祉関係者は何ができるのか

きっかけづくり

このような心理状態に対し、医療・保健・福祉関係者は「意欲がない」とか「閉じこもりはダメ」と非難しても解決するわけではなく、本人の心理状態を認識することが出発点となります。自分が脳卒中になったと想像して、すぐに「意欲が出る」と考えられるか、自問自答してみてください。意欲などが出ないあいだは、全身状態や歩行などの能力を保つことに努めながら、自信がないことから生じる本人の「障害があるから何もできない」気持ちから「障害があってもできることがある」という考えに転換するきっかけづくりを提案して、実践してもらうことが重要となるのです。

私の四〇年近い経験から、その考えを転換するきっかけは、本人が「障害があるから無理、あるいは夢」と思っている、日常的な買い物に行くことから旅行に行くことまでのように、興味・楽しみや役割（仕事）などを実現していくことです。それによって、「障害があってもでき

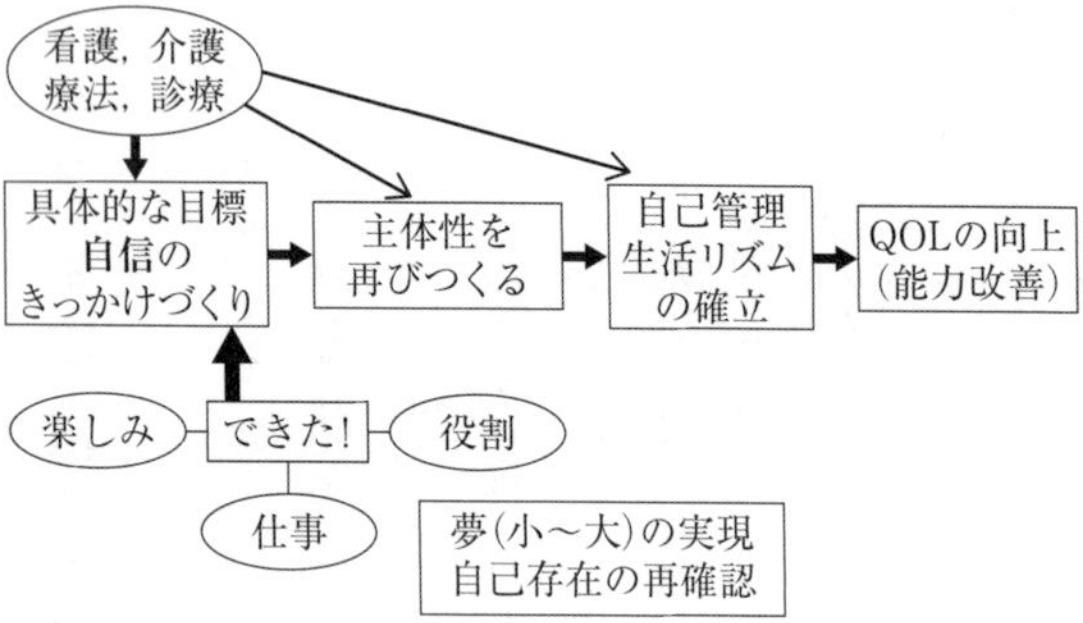

注：楕円形が支援者が本人に提案する４つの視点
長谷川幹，中島鈴美作成

図 4-1　支援にあたっての４つの視点と目標

そう、できる」という考えに転換できると、「自信を回復」するきっかけになります。すると、「次、何をしようか」と、「みずから考え実践する」という「主体性」を再びもつ方向に行きます。さらに、主体性が出てくると、周囲から言われるのではなくて、自分の生活リズムを見直し、体を自己管理し、必要に応じて自分の能力の少し上のレベルへ向けて努力するようになるのです。その結果、自主練習を地道に日常的にするようになり、発症から年単位の期間がたっても能力が改善していくことが少なくありません。

そして、自分の生活の内容を再検討することになり、生活の質（QOL）も向上します（図４-１参照）。

「日常生活が改善すれば、生活の質があがる」と言われることがありますが、主体性が伴わなければ、自分で生活の質を考えて変更することなどできるでしょうか。私は、主体性が再びつくられて初めて、生活の質は語れると考えます。

経験的に、主体性が再びつくられるところに到達するのに三〜五年を要することが少なくなく、周囲の人には根気が求められます。

医療機関と地域との相違

発症初期の入院は、本人にとっては急なことで青天の霹靂《へきれき》であり、かつ脳にある病巣だけでなく、心身が全体的に不安定な状態のため混乱し、冷静な判断ができず、どうしていいかわかりません。そのため、医療者が主導的で患者は受動的になることがほとんどです。数カ月〜半年を経過しても、本人は漠然とこのまま入院して、さまざまな療法などをしていけばよくなっていくだろうと期待しています。そのようなとき、退院の話が出ると、「まだ治っていないのに退院させられる」(私が病院勤務の際には「病院を追い出される」という言葉がありました)など、不満、不安の気持ちをかかえて退院することが少なくありません。

退院後の見通しが見えないままで、本人、家族とも暗闇の中に入ることが多いのです。自宅

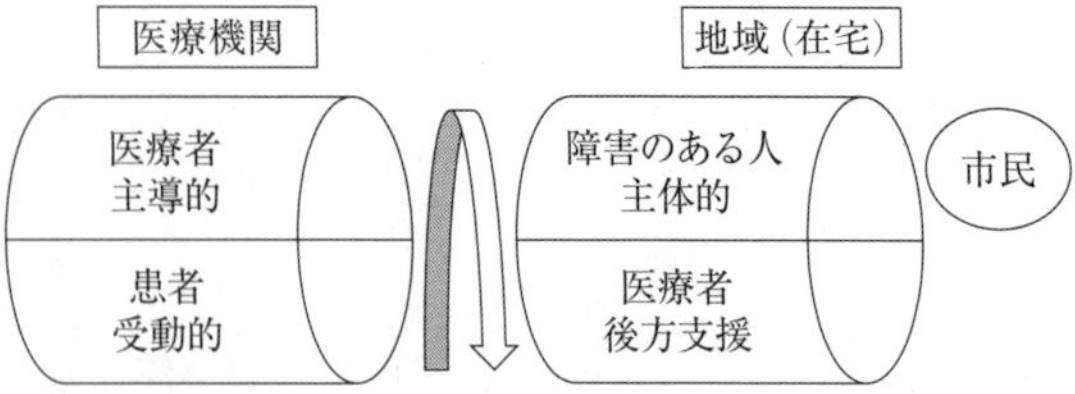

著者作成

図 4-2　医療者は主導的から後方支援へ

での生活を始めるに際して、そのような心理状態に加えて、病院との暮らしの違いがあります。脳損傷を受けて、一般病院での急性期が過ぎると回復期リハビリテーション病院（病棟）に移ります。そこでは、医療者に囲まれて、毎日、理学療法、作業療法、言語聴覚療法を集中的におこないます。その状況から、退院後は週一〜二日の療法に激減することに落胆します。

　また、バリアフリーで整っていた病棟と違い、発症前までは自由でなじみのあった自宅がさまざまな不自由な場であると意識せざるを得ない状況になり、意欲が低下して一時的に能力も低下することが少なくありません。そのような時期には、できるだけ能力を保てるようにするために医療者からの支援は必要です。しかし、医療者と患者との関係を医療機関内でのそれと同じものとして継続するだけでは、自宅でも「医療者：障害のある人＝主導的：受動的」のままとなります。本人の不安などを軽減しつつ、障害のある人として主体的に転換する方向をめざすことが重要です。

そこで、本人や家族よりも、客観的に見て考えることができる医療者が視点を変える必要があります。それまで主導的な立場であった医療機関内での関係を「逆転」した立場となり、後方支援にまわることを意識してかかわることが重要です(図4-2参照)。

3 訪問から始まるリハビリ

初めての訪問

医療・福祉関係者は本人、家族への対応に際して、思慮深さが求められます。「はじめに」でも書きましたが、会う前の準備として、本人の発症から現在までの経過がどのようであるかや、さらにできるだけ多くの情報収集に努めます。

具体的には発症前の暮らし(仕事、家族構成とどのような役割・立場があるか、生活習慣など)、趣味、興味のあること、危機の際の対処法(例えば、挑戦的か慎重か)、そして、何歳で発症し、どんな病院に入院し、どのような療法をし、病院から、本人、家族に症状と予後予測をどのように説明されているか、などです。

初めて家に訪問する際、本人、家族は近所に病気で障害があることを公にしていない場合もあるので、医療・保健・福祉関係者はみずからの事業所を名乗るのか、氏名だけにするのか、考える必要があると、当時、医療ソーシャルワーカーだった奥川幸子氏は『未知との遭遇』(三輪書店)の中で述べています。

私は、退院直後に自宅を訪問診療した際、不安そうな本人、家族に対し、次のように説明します。

「病院では医療者からいろいろ言われながら過ごしてこられたと思いますが、ここはあなた方の家であり、これからは自分たちで、どのようにしていくかを考えながら過ごすことになります。毎日、歩行練習などを理学療法士といっしょにできなくて不安でしょうが、当面どこに歩いていくのか、例えばトイレまで歩行ができるように、あるいは近所に歩いて買い物に行けるように、など具体的な目標を決めていっしょに練習していきましょう。また、自分たちでも日々どうしていくかを話し合って実行してみてください。われわれは応援団であり、主役はあなた方です。疑問があれば、われわれにその都度質問していただき、いっしょに考えて前に向かっていきましょう。その意味では、よろしくお願いいたします」。そして一礼します。

本人の気持ち

医療者はさまざまな学習と実践経験を積んでいるので、数カ月～半年先の状態をある程度考えられますが、本人、家族は初めての経験で、その日その日を過ごすのがやっとです。冷静に先を読める心理状態ではないので、医療者と、本人や家族とは先を見る時間軸に違いがあることを、まず念頭に置く必要があります。すなわち、発症してから現在までどのような状態に変化しているか、かつ本人は自分の変化した状態をどのように理解しているか、心理状態はどのように変化し、本人、家族は今どのような気持ちでいるのか、を常に考えて配慮することが重要です。

例えば、脳損傷で右片まひになり、半年を経過して歩けるまでになった人の場合です。その人は、どのように起きているのか。着替えは左手だけでどのようにしているのか。右手が使えないため食事は左手で練習して、どのくらいの期間をかけてこぼさないで食べられるようになったか。味を楽しめるまでになっているか。本格的に歩く練習ができるまで発症からどのくらいの期間がかかったか。歩くときに段差や歩道のわずかな傾斜を一歩ずつ意識して歩くのは、どのくらい疲れるだろうか。このように、多くのことが生じて、本人は考えて行動しています。

このようなことを「健常者」は、ほとんど意識せずに行動していますが、それらを一つひとつ意識して行動するのには、どれほどの苦悩、労力を要するかは、想像を超えます。その意味では、日々の行動だけでも疲れるということが理解できます。そして、それらを果てしない努力の結果、乗り越えて現在があるということを理解して、障害のある人に話しかけることが重要です。

その想像の中から出る言葉と事務的に出る言葉では、同じ言葉でもそのトーンや言葉の端々、表情などに大きな差が出ます。医療・保健・福祉関係者の想像を超える苦難の道を歩まれた本人は、自分のことを理解しているか、理解しようとしているか、あるいはあまり関心がないかを、すばやく見抜いてしまいます。そのことは、医療者への信頼感の深さにつながることを認識しておくことが必要です。

また、医療関係者は、家族が本人を実際に介助する場面を見ると、その方法に意見を言いたいとの衝動に駆られることが少なくありません。しかし、家族は適切な助言がないまま現在まで苦労されていることを考えれば、まずはその労をねぎらい、その後の経過の中で少しずつ助言をして改善したほうが、家族との信頼関係を築くうえでもよいのではと私は考えます。

願望的な目標と現実的な目標

発症から半年経過して車いすに乗っている重度な片まひの人に、私が「三カ月後の目標は何ですか?」と質問すると、「一人で外を歩きたい」と願望的な目標を答えることが少なくありません。その際、本人との信頼関係ができていて、事実を言うことにより吹っ切れて自分の能力を確認できるきっかけになると判断すれば、当面の歩行はむずかしいと判断している場合、「それはむずかしいから……」と言うことがあります。

信頼関係が十分に醸成されていなければ、否定的な言葉ではなく「歩ける前に、まず一人で安定して立つことができるようになる必要があると思いますが、いかがですか」と現実的で可能な目標を提案します。

別の面からみると、このような願望が出てくるのは、本人が自分の症状を十分理解していないとも考えられます。入院中に症状の説明を受けても心理的に落ち着いていなければ、全体的な理解はできず、断片的にわかっているだけになります。そのため、入院中に幾度も説明が必要になります。

私は病院に勤務しているとき、職員といっしょに、数カ月に一回、本人、家族向けの脳卒中の説明会を開きました。どの病院でも個別の症状、目標を本人、家族に説明はしていますが、一般的なことを知って、自分の症状がどの程度か、他の人と比較することにより理解は深まるように思いました。

また、すでに退院した障害のある人や家族に自宅での生活の様子を話してもらうことにより、あのような障害があっても自宅で生活できると思って先が見える場合があります。しかし、あれだけ時間が経過しても障害が残るんだと悲嘆を感じる場合もあります。そのため、退院後にも理解が十分でないと思えば、医療者は、症状の説明をくりかえしすることが重要です。そのことにより、本人（家族）と医療者が共通の理解のもと、同じ方向をめざす態勢になります。

本人、家族中心とは

一般的に、本人を中心にして医療・保健・福祉関係者などが周囲に円陣を組んで支援をしているという図が描かれているのを見ることが多くあります。これを本人中心の支援体制と言っていますが、本人は援助を受ける側、医療・保健・福祉関係者は援助をする側と固定されてはいないでしょうか。

また、医療者は、多くの場合、私たちの助言は一番だと思って提案します。しかし、日々生活している本人、家族にとっては何番目になるだろうか？ということを考えておく必要があります。そうでないと医療者の提案が受け入れられないときに、「提案を聞いてくれない」という思いにつながり、信頼関係に影響しかねません。そのようなことを念頭に置いて、医療者は本人と目標を共有して、ともに作業をしていくのであり、さらに本人は援助を受ける側、医療者は援助をする側という垣根を取り払っていく努力が必要です。

これまでは、私も含めた医療者が、高次脳機能障害や、身体機能、日常生活のトイレや家事などの活動、公共交通機関の利用能力などを評価し、当面の目標などを本人や家族に説明して同意を求めている場合がほとんどでした。

ところが、数年前から日本作業療法士協会では、本人に四〇以上の項目リストのある興味・

生活行為	している	してみたい	興味がある	生活行為	している	してみたい	興味がある
自分でトイレへ行く				生涯学習・歴史			
一人でお風呂に入る				読書			
自分で服を着る				俳句			
自分で食べる				書道・習字			
歯磨きをする				絵を描く・絵手紙			
身だしなみを整える				パソコン・ワープロ			
好きなときに眠る				写真			
掃除・整理整頓				映画・観劇・演奏会			
料理を作る				お茶・お花			
買い物				歌を歌う・カラオケ			
家や庭の手入れ・世話				音楽を聴く・楽器演奏			
洗濯・洗濯物たたみ				将棋・囲碁・ゲーム			
自転車・車の運転				体操・運動			
電車・バスでの外出				散歩			
孫・子供の世話				ゴルフ・グランドゴルフ・水泳・テニスなどのスポーツ			
動物の世話				ダンス・踊り			
友達とおしゃべり・遊ぶ				野球・相撲観戦			
家族・親戚との団らん				競馬・競輪・競艇・パチンコ			
デート・異性との交流				編み物			
居酒屋に行く				針仕事			
ボランティア				畑仕事			
地域活動(町内会・老人クラブ)				賃金を伴う仕事			
お参り・宗教活動				旅行・温泉			

出典：一般社団法人日本作業療法士協会編『作業療法マニュアル 57』2014 年

図 4-3　興味・関心チェックシート

関心チェックシート(図4-3)を見せて、自分の目標を決めてもらう試みがおこなわれています。作業療法士はそれに向けて、どのような作業が適切かを本人といっしょに検討し、プログラムを決めて実践していきます。そのことにより、自分が目標を決めたという本人の内発的な動機づけがあるので、作業も進みやすくなると思います。

心理学者のデシは、『自己決定の心理学』(誠信書房)の中で、あることを決めて活動することに対して報酬を受け取る場合は「外発的動機づけ」でおこなうことであり、有能で自己決定的でありたいという意思を活用する場合は「内発的動機づけ」ですることになり、外発的動機づけで何度もおこなうと内発的動機づけを低減させてしまう、と述べています。

例えば、医療者など周囲の人は、脳損傷などの障害のある人に、発症当初はさまざまなプログラムを外発的な動機づけとして提案し遂行してもらいますが、それを長いあいだ継続すると自己決定能力が低下することになるので、徐々に本人の内発的な動機づけによるプログラムを考えて実行してもらうことが重要です。

内発的な動機づけのきっかけづくりの方法として、先に述べた興味・関心チェックシートが有効と考えられます。

ここで、援助の具体的な場面を想定してみます。一般的に、障害があるようになると周囲の援助が必要になります。できないことへの「直接的な援助」がありますが、これだけでなく注意深くする「見守り援助」があります。高次脳機能障害のある人には、この「見守り援助」が大切です。

例えば、料理に関して、包丁で野菜が切れないときがあればそれを援助すればよいのですが、手順よく料理ができなければ、スムースに行くように直接的に援助するのか、それがどこまでできるか見守りをして、できない部分だけをアドバイスするのか、などの判断が求められます。これには作業療法士などの専門的な支援が必要となり、作業療法士の評価により、どのような見守りが必要であるかがわかれば、部分的に介護士に支援を依頼することもあります。

家族をどう考えるか

家族は、支援者の一人です。しかし、第三者の立場で少し距離を置いて客観的にみるのではなく、よくなってほしいという気持ちが強くなりすぎるようで、「なんでうまくできないの」、「もっと注意して行動すれば」など、やや感情的で「指導的立場」に立ちやすくなります。家族が「指導的立場」になると気持ちが先行し、本人がうまくできないと、どうしても注意するようになるか、我慢して見守ることができず直接的に援助してしまいます。

原則として、日々顔を合わせる関係から、応援団の立場に立つほうがよいと私は考えます。そして、専門職が見守り援助する場面を家族が「第三者的」にみることで、高次脳機能障害の症状などを客観的に観察し、理解を深めるよい機会にもなります。

また家族は日々の援助に没頭すると、自分を追い込み、ストレスが昂じやすいようです。私は気楽に愚痴《ぐち》を言える相手、人とのつながりを求めて家族会への参加を勧めています。

このような家族を支援する体制づくりが、まだ遅れていて、地域包括ケアの体制づくりにおいての大きな課題です。それと同時に、障害のある人が自分の存在感を感じる場面づくりの拡がりも地域で考えていく必要があります。

訪問理学・作業療法の修了を考える

障害のある人、家族が、本人の症状を理解し、医療関係者と目標を共有することにより、三者は同じ方向に向かうことができます。そのため、私たちは症状の説明を何度でも根気強くおこないます。また、本人の希望（目標）が現実離れの願望であっても否定せず、当面の実現可能な具体的な目標を提示し、話し合います。目標の達成は医療者の力だけでは無理なので、本人が日ごろの自己の状態を振り返ることができ、自主練習を実践できるかがカギであり、結果的に、理学・作業療法士が週一回訪問するだけでも能力が改善します。

このような実践を積み重ねることにより、理学・作業療法士の訪問は、目標を達成した意味で入院・入所などによる「終了」ではなく「修了」が可能となってくるのです。

私のいるクリニックでは、二〇一八年三月時点で医師一名（非常勤二名）、理学療法士二名（非常勤一名）、作業療法士一名がおり、訪問療法の対象地域はクリニックから半径三㎞圏内です。二〇一一年五月から一八年三月までに初回訪問療法をした実人数は、二〇一一年度七〇名、一二年度五八名、一三年度四五名、一四年度三四名、一五年度三八名、一六年度二九名、一七年度三〇名の合計三〇四名です（表4-1）。男性は一四一名、女性は一六三名と、やや女性が多いです。

年度別の合計は、その年度の初回訪問の人に前年度までの継続の人を加えた数になります。二〇一二年度は一一三名、一三年度は一二〇名ということになります。

表4-1　年度別の訪問数　（人）

	2011年度	12	13	14	15	16	17	2018年4月
2011年度	70	55	30	20	14	10	10	9
12		58	45	27	18	11	9	7
13			45	36	19	12	6	3
14				34	28	18	10	6
15					38	28	16	10
16						29	20	9
17							30	17
計	70	113	120	117	117	108	101	

注：横軸は年度を越えて通っている訪問人数
三軒茶屋内科リハビリテーションクリニック作成

二〇一一年五月から一八年三月までの三〇四名を疾患別にみると脳損傷九六名、骨関節疾患八七名、生活不活発病（廃用症候群）八〇名、神経難病二四名、その他一七名となります。脳損傷、骨関節疾患、生活不活発病が多いです。

図4-4は、年度ごとの疾患の割合を示しています。二〇一一年度以降は脳損傷、骨関節疾患の数は大きく変化していませんが、生活不活発病が二〇一五年度を除くと減少しています。

訪問療法の、初年度での修了者数の割合は、二〇一一年度は七〇人中四人（六%）、一二年度は五八人中七人（一二%）と、年度ごとに異なります。しかし、初年度から三年間での修了割合は二〇一一年度が二九%、一二年度が三三%、一三年度が四〇%、一四年度が四

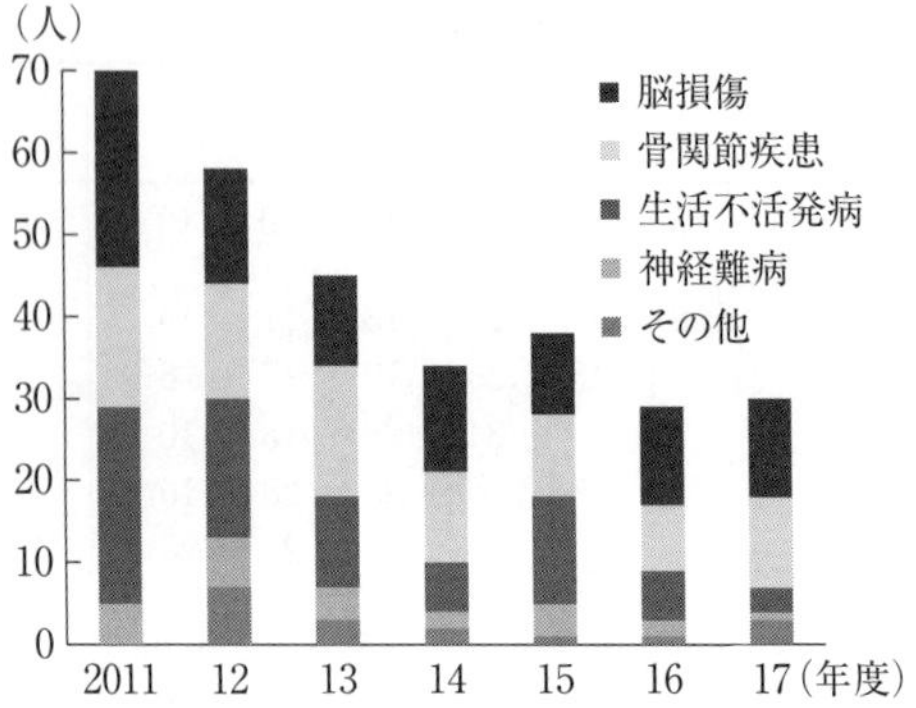

三軒茶屋内科リハビリテーションクリニック作成

図 4-4　疾患別の訪問人数

四%、一五年度が四七%と、二〇一三年度以降になると四〇%を超え、一定となってきています。これは療法士らによる、修了を意識したかかわりが定着してきたことによるのではないかと思います。

ただ、一概に修了しているわけではなく、疾患、個別の状況などを検討しています。それでも不安があれば、一~三カ月に一回、訪問しています。

さらに、二〇一一年五月~二〇一三年三月までの修了、継続の理由を調査しました。

修了した主な理由を分類すると、(一)目標達成、(二)自己管理の習得(自主練習の定着)、(三)役割を日常的におこなう、(四)定期的な外出をしている、(五)その他、になりました。継続している人について、その主な理由を分類すると、(a)機能回復へのこだわり、

(b)障害が重度で家族ケアが困難、(c)うつ的など心理面が不安定、(d)目標が定まらない、(e)定期的な助言と確認が必要、(f)目標展開中、(g)その他、となりました。

修了六〜一二カ月後に、修了した人の家を訪問し、その後の様子について聞き取り調査をおこなったところ、「終わっても何とかやっていけると思った」、「痛みは変わらないができることは増えている」、「自分では変わっていないと思っていたが、いっしょに振り返るとできることが増えていることに気づいた」など肯定的な感想もありました。しかし反面、「終わることは考えていなかった」、「忙しくて来なくなったと思っていた」という感想もあり、説明の仕方などについての反省点もあります。

一般的に、訪問療法は修了というより入院、入所などの理由により終了することが多く、訪問療法を続けるのは、「リハビリを続けてよくなりたい」、「寝たきりにならないためにリハビリを続ける」と本人、家族も考え、心理的な側面が影響していることも否定できません。結果として、訪問療法を続けることで安心する本人と理学・作業療法を提供する療法士が、療法に代わるものを提案できないと、お互いに療法に依存するという構図ができ、長期にわたり訪問を続けることになります。

訪問療法は、個人の生活に密着し、生活上の課題解決を図り、また本人の体のことについて具体的な場面を通して理解をうながすことができます。そのことにより、自主練習していることへの理解も深まり、本人みずから主体的におこなうようになります。

自主練習などの自己管理にも焦点をあてています。療法修了に向けての目安として、自己管理の内容を検討し、①体の機能の管理（自主トレーニングや運動量の管理）、②生活リズムの管理（一日、一週間、一カ月単位での外出頻度などの活動量の管理、睡眠時間等の管理）、③健康管理（内服、バイタルサイン、食事、体重などの管理）の三点において自分で管理できることとしています。①の内容は療法士の範囲ですが、②、③は他職種との連携が必要になります。

療法士は「訪問療法の修了はうまくいかない」、「リハビリをずっと続けないと悪くなる」というこれまでの観点を変え、「リハビリをやめると悪くなる、寝たきりになる」という本人の不安を軽減する援助が求められます。自身の体を客観視し、どのようにケアしていくかを丁寧にくりかえし説明し、生活の場面で直接に助言、確認することが重要です。

そして修了後に本人、家族、ケアマネジャーなどから体の機能が悪化しそうだという連絡があったときには、早期に訪問するようにします。

通所施設

通所系の施設は、六四歳以下の障害のある人に関して、これまで身体障害者・精神障害者・知的障害者施設の三つにわかれていました。今、障害者自立支援法から障害者総合支援法に移行し、制度上では統合する方向に向かっています。しかし、これまでのそれぞれの個別対応が他の障害のある人にそのまま応用できるわけでなく、現場での対応は試行錯誤の段階です。

高次脳機能障害のある人は、精神障害者保健福祉手帳を取得できるようになりました。取得する人は増えつつあり、従来の精神障害者施設に通所している人もいます。高次脳機能障害に合併して身体障害があれば、身体障害者手帳を取得し、身体障害者施設に通所している場合が多いようです。

いずれにしても、高次脳機能障害のある人に対する理解は、二〇〇一年から始まった国の高次脳機能障害のある人を支援するモデル事業からであり、二〇年弱の歴史を考えれば地域での支援体制づくりはこれからです。

介護保険では、通所リハビリテーション（以下「通所リハ」）と通所介護がありますが、高次脳機能障害のある人への対応はまだ十分とは言えません。

私は二〇〇三〜二〇〇九年まで、桜新町リハビリテーションクリニックで開いた通所リハの経験から、次のように考えています。

通所施設は地域の中での特別な場所と考え、そこに行くだけとはせずに、さらに地域へ出かけて参加と役割を主体的に実践することが求められます。

具体的には、通所利用者が「したいことを見つけ」(例えば、カラオケ店に行きたい、買い物に行きたいなど)、スタッフは相談役に徹し、本人の行動を「待つ」ことです。「待つ」ということは、ただ時間のことだけではなく期待を込めるのが重要です。本人がプログラムを組み、例えば書道をするときには硯や筆を自分で用意します。みずからの所有物は自己管理を原則とし、むずかしい人には利用者全体に職員が援助する旨を説明し、えこひいきにならないようにする配慮が求められます。

また、通所利用者自身が楽しみや役割を見つけることにより、主体的な行動をするきっかけをつくります。グループ活動は他の利用者がしていれば自分もしようと思い、また、他の利用者といっしょにしようと誘ってみることなどいろいろな可能性があるので、個別の力を引き出す手段の一つと考えます。そして、結果だけを求めるのではなく、ともに考えて実現するプロセスを重視します。

そのためには、利用者、職員がお互いの考えていることを丁寧にやりとりする必要があります。最終的に、通所リハの活動が施設での特別な体験で終わらず、通所リハでしていることを自宅でもしていくことこそが大切なのです。

旅行に行けないと思っていた

これまでは、本人の住み慣れた地域でのさまざまな活動を紹介しましたが、非日常の代表格である旅行についてここで述べたいと思います。

旅行は、脳損傷のある人などにとって「もうできない」と思われることの一つです。外来に来られた脳損傷のある人に、おりをみて「旅行に行くのはどうですか?」と聞くと、「行けるんですか?」と驚いて答える人が多いのです。

私が初めて障害のある人といっしょに行った一泊旅行は、一九八五年、房総半島の館山でした。その際、私は「転倒されたらどうしよう、けいれん発作が起きたらどうしよう、夕食は楽しいかな」、など心配なことが多かったものです。障害のある人たちも、旅行はほとんど初めてでしたので心配だったようで、車の中はシーンとしていました。夕食にはアルコール類がなく、当時、私は飲んでいいのか判断できませんでした。でもある人が「ビール」と言ったら、堰を切ったようにみんながビールやお酒を頼み始めました。

翌日は、一日たって自信がついたのか(私も自信がつきました)、車内は大賑わいでした。口々に「次はどこに行こうか」で盛り上がっていました。誰でも(私も)初心者であれば不安であり、それを乗り越えると自信がつくことがわかりました。

このグループは、翌年は伊豆に二泊三日の旅行に行きました。館山のときは、私にぜひ同行してほしいと頼まれましたが、今回は「われわれだけでもう大丈夫。救急時に頼める病院を教えて」と言われて、知っている病院の連絡先を教えました。

その後、国内、海外さまざまな所に行きました。

山形県高畠町との交流は、二〇年になります。始まりは、一九九四年四月、高畠町から特別養護老人ホームの入所者、デイサービスの利用者、職員、そして町の職員などが新幹線に乗って上野の花見に来たことでした。台東区の社会福祉協議会の人の助言から、当日は、四月の第一日曜日で一番混む日なので、最も混む上野動物園前は避けて、車いすトイレがあり、比較的すいている不忍池前に、八時半から約一〇〇名分をビニールシートで確保しました。そして、社会福祉協議会の車いすを一〇台借りて上野駅に迎えに行き、そして約二時間交流をしました。

これをきっかけにして、三〇～四〇人で一年おきにお互いが行き来しました。私たちが高畠町に行くときは、毎年一泊二日の同じ日程で、午前九時すぎに東京駅から新幹線に乗り、かみのやま温泉駅に下車すると、高畠町の仲間と現地の障害のある人二〇～三〇人が横断幕を持ってホームで迎えてくれます。数台のリフト付きワゴン車を用意してくれているので、東京からの車いすの人、家族も安心して参加していました。

そこから蔵王の頂上に行き、散策し、定宿の温泉ホテルに宿泊しました。現地の仲間にシャワーチェアーを用意してもらい、車いすの人は家族と別になり、私たちが介助して体を洗い、大浴場に入りました。大浴場に入ると、みなさん「久しぶりにいい気持ち」と十分な時間つかり、私たちも心温まる気分に浸れました。

翌日は午前中、高畠町のワイナリーなどを観光し、昼に約一〇〇名で大芋煮会を青空のもと、おこないました。こうして昼過ぎに新幹線で帰路につきました。

このようなパターンで八回、行ってきました。同じ行程、同じホテルなどの旅行を何度もすることはまれと思いますが、いつも新たな感動がありました。

このほか、一九九七年、フィジー旅行に総勢五一名で出かけました。外務省の仲介があり、フィジーの病院、障害者施設、観光省の事務次官への表敬訪問、車いすの贈呈(当時、フィジーでは車いすを提供する福祉制度がありませんでした)、障害者団体との国際シンポジウムなどで交流しました。その後、フィジーに車いすを送るボランティア活動を、障害のある人が中心になって継続しました。

旅行の意義

さて、さまざまな旅行を経験して、旅行の際の配慮、意義などは以下のように考えています。障害のある人にとって、体力は大丈夫か、初めてのホテルにベッドがあるか、トイレはどうなっているか、食事は嚥下障害の人もうまく食べられる調理ができるか、現地の初対面の人との交流に対応できるか、などなど心配なことばかりが浮上します。それらは、障害のある人、家族にとって高いハードルですが、越える目標にもなります。

そこで、さまざまな配慮が必要です。
•旅行の日程はゆっくりとする
•トイレタイムは通常の倍のペースで一〜一時間半に一回
•障害者：協力者（家族）＝一：二以上の人数
•荷物が多いので、事前に送るか、協力者が応援
•ホテルなどの室内に車いす用トイレがある部屋は何室あるか、または室内になければ同じ階にあるかを確認
•嚥下障害のある人への食事の配慮はできるかを確認
•温泉の脱衣所と大浴場に協力者は何人必要か、また浴場内の移動用のシャワーチェアーは用意できるかを確認
•障害のある人で体調管理がむずかしい人がいる場合、キャンセルができる期日を交渉できるかを確認
•現地の障害のある人、ボランティアと交流ができるようにする
障害のある人のことを、最初は心配しましたが、本人たちは体験できたことにより、「自信

を取り戻す」大きな一歩になりました。

また「次、どこに行こうか」と主体的になります。家族だけと行くこともできるようになります。新しい仲間との出会いにより、障害のある人どうしの交流が生まれ、手紙のやりとりに発展することもあり、次回の交流にも積極的に参加することが多くなります。さらに日常生活では得られない体験から課題が見つかり、自主練習につながります。その結果、能力の改善がみられ、次の目標を立てることができるのです。

このような体験を通じて、いつでも自由に少人数（本人、家族、友人）で気軽に旅行ができる仕組みづくりが必要だと考えています。全国にあるバリアフリーツアーセンターや旅行会社が協力し、そのような体制づくりが少しずつ全国にできつつあります。

観光地の整備も必要です。地元の障害者団体、旅館・ホテルの組合、社会福祉協議会、介護ネットワーク、日本理学療法士協会、日本作業療法士協会、日本言語聴覚士協会などの協力が欠かせません。二〇二〇年のパラリンピックに向けて観光庁も動き出し、環境の整備と並行して市民が障害のある人たちと交流し、理解を深めることがさらに重要になるでしょう。

5章

リハビリテーションで「快復」した人々の日々

私が世田谷区で四〇年近くにわたって継続して診療にあたったのは、障害のある人の症状や生活が一年一年で、どのように変化していくかを診ていく必要があったのが一つの理由です。長年かかわっていくことで、多くのことを実践的に学ぶことができました。そのような事例を紹介します。

事例1　四〇代なかばに脳出血

この人は、四〇代半ばの一九九五年に脳出血を発症しました。左片まひ、左半側空間無視、記憶障害などが重度であり、復職できませんでした。近所に出かけてもしばしば迷子になり、左片まひは改善しましたが、左腕、手（グーパーはできて、指折りが少しできる程度、感覚障害は軽度）は、あまり使わない状態でした。

発症から一三年経過した二〇〇八年に、私がかかわっている世田谷高次脳機能障害連絡協議会が主催した地域の音楽祭「春の音コンサート」(障害のある人、および障害のある人が加わっているグループが登壇)で高校時代の仲間といっしょに演奏し、軽い左片まひの手でドラマーとして、何とかこなしました。それを契機にして、次の年はギターを演奏し、二年後にはバイオリンに挑戦しました。

ただ、右大脳の傷害により音感が鈍くなり、また左手のまひの影響により、残念ながらバイオリンは素人が聴いても明らかに音程が狂うことが多くありました。本人もそれを気にして、それからの一年間はほぼ毎日、三〇分~一時間はバイオリンの練習に明け暮れました。そして、翌年のバイオリンの演奏ではいくらかよくなりましたが、まだ音が外れていました。

そこでさらに挑戦し、四年後には音が外れることが少なくなるまで弾けるようになりました。左手がまひしているとは思えないほどの動きにまで、改善したのです。

発症から約二〇年経過していましたが、左まひが軽度であったこともあり、本人が目標をもって主体的に、年三〇〇日ぐらい、日々練習した成果だといえます。

事例2　六〇歳直前に脳出血

六〇歳直前の二〇一二年五月、脳出血で入院し、手術しました。後遺症として、注意障害、左半側空間無視、左片まひなどになり、約七カ月間入院したあと、退院して自宅に戻りました。そして、私と理学療法士、作業療法士が訪問リハビリを開始しました。その内容はトイレ、着替えなどの方法の検討や練習、立ったり、歩いたり、階段の練習、そしてこれらの内容を日々自主練習するようにうながしました。

本人は、二階に住んでいたので、外出するには階段を上りおりすることなどが必要でした。そのため、療法士は最初の約一年間は週三回、その後は週二回訪問しました。

本人は落ち着きがなく、何度も同じことを言い、食事をとることはできますが、おむつを使っての生活でした。左腕はほとんど動かせず、左あしは足が極端に外を向いていました。立つには左あしの位置を修正しながらの介助が必要で、室内を歩くのは左あしを介助しながら少しできる、という状態なので、家族は絶望的な気持ちでした。

私は、本人と家族に、時間はかかるが、症状は少しずつ改善していくことを説明しました。妻は仕事があり、本人は日中一人になるので、別のところに暮らしていた母親が応援に来ていました。
退院から二カ月半くらいたったころ、日中のおむつが尿漏れしない布当てパンツになりました。そしてデイサービスに通うことになりましたが、トイレの失敗が不安で、三〇分たたなくてもトイレに行きたくなり、最も多いときには日中だけで二〇回を超えたことがありました。

二〇一三年夏（発症から一年数カ月後）、車いすを自分で漕ぎ始めました。左にぶつかったり、ブレーキを忘れることが多くて危険はありましたが、トイレに一人で行くようになりました。一〇月に入って、夜、布団を直そうとしてベッドから転落し、左上腕骨を骨折しました。一般的に骨折後はまた転倒するのではないか、と本人、家族も不安になり、歩くのを控えることが多いですが、そのようなことはありませんでした。

二〇一四年五月ごろ、夜もおむつから布当てパンツに替え、八月ごろには（発症から二年数カ月後）、日中の通所施設では普通のパンツにし、トイレの回数は午前は二回、午後は三〜四回と激減しました。

食事の際には左側の見落としがなくなり、まもなく食事の食べこぼしもなくなりました。

近所の居酒屋に車いすで行けるようにもなり、店内は杖を使って歩きました。その後、週数回は居酒屋に行くようになりました。

二〇一五年六月(発症から約三年後)には、自宅前の道路で歩く練習を始め、その後、居酒屋に家族といっしょに歩いて行けるようになりました。

九月からは、家族と歩いてしばしば外出するようになりました。その年の一〇月に転倒し、左上腕骨を再び骨折しました。この二度目の骨折後も、心理的ダメージはそれほどなく、生活のリズムは変わりませんでした。

二〇一六年春に、布当てパンツ内のパッドを室内にいるときはやめました。夏には見守りがあれば、二時間、歩いての外出が可能となり、傾斜の緩い坂道も歩けるようになりました。

発症から五年経過し、犬の世話、夕食を一人で食べる、などができ、「自分でしたいことが考えられるようになった」と話していました。そして、体験談を福祉関係者の研修会で発表し、その年の大晦日の夜には夫婦でコンサートに出かけました。

振り返ってみると、「発症四年後に、頭がすっきりした」と話していました。重度な脳出血で約一〇カ月間失禁があり、それを克服しても、失敗は絶対避けたいという気持ちからおむつが外れた当初は何度もトイレに行くことになり、どれほど苦闘されたのかは想像を超えます。

そして、日中は一人になるので、骨折の危険性を伴いながらトイレに一人で行くことに挑戦せざるを得ませんでした。しかし、居酒屋に行ったことが大きな転機になり、家族の協力で歩く機会が増え、外出して歩くことが安定してきました。

このように重度な高次脳機能障害がある場合、発症から半年〜一年は改善していく準備期間と考えて、全体的に落ち着くのに三年程度かかる場合が多いのを認識することが重要です。また、転倒のリスクと歩行能力の改善などのバランスをどのように考えるか、この人は問題提起されました。

一般的に転倒のリスクが大きいと、一人で歩くことを制限するようになる場合が多いようです。しかし、それでは、歩くことの芽をつむことになります。この事例では「夫婦で居酒屋に歩いて行く」が大きな目標になり、歩行練習を積極的にした結果、買い物にいっしょに行けるようになりました。

家族によると、私が「本人は三年間ほど夢の中です」と言ったことを、そのときはよくわからなかったそうです。私に「歩けるようになるよ」と言われても、家族は目の前の本人を見て信じられなかったそうです。

家族がここまで来られたのには、私が「すごい、これができるんだね」と常にほめたことが大きな励みになったそうです。そこからは本人をよく観察し、できること、少しがんばればできることを見て、階段を一段一段上がる感じで進んできました。ただ、あくまでも結果であり、最初から先が見えていたわけではありませんでした。

もしも、まさに今から介護が始まる方、その方がたへ助言する立場の方が読んでくださるとしたら、このように、小さな励ましが支えになること、あまり先を見ずに、できることから一つずつおこなうことを助言してくださったら、と感じたそうです。

ここまで来られたのは、小さなできることを積み重ねて、「できることは本人にやってもらう」という「我慢」があったからのように感じます、とも述べています。

事例3　八〇歳直前に脳梗塞

七九歳で脳梗塞になり、八〇代後半にかけて改善した人がいます。病気になる前は学者で、本をたくさん書き、ピアノなどを独学で習得していました。

脳梗塞を発症して入院し、まもなく血行障害によって左大腿切断になりました。注意障害、左半側空間無視、左片まひがあり、約半年後に退院し、私が訪問診療を開始しました。

座ることと立つことは、手すりにつかまりながらできて、起き上がり、立ち上がり、食事以外の日常生活には介助を要しました。注意障害(五分と同じ動作を続けることができない、など)が重度で、妻が視界からいなくなると不安が増大し、妻はいつも買い物も三〇分くらいですませていました。三～四年は心理的に不安定で、抗精神薬を処方せざるを得ませんでした。

約四年後の八三歳のとき、精神的に落ち着いてきて、四年半たったころから水墨画教室へ月一回行くようになりました。そして、病気になる前の仕事の関係で原稿依頼が来て、文章を書くことができるようになりました。

五年後、「春の音コンサート」に聴衆として参加し、「来年はぜひ出たい」との意欲的な発言につながりました。そして、コンサートの半年くらい前から本格的に右手だけのピアノ練習が始まり、集中するときには練習が四時間も続きました。発症初期のころを思うと、この集中力に私は感嘆しました。

　当日は、さすがに緊張したのか、練習時の力を発揮するまでには至りませんでしたが、やりとげました。このときに、新聞記者の取材があり、「いつも死ぬことを考えていた」と私たちには話していなかった胸の内を明かしていました。

　また、山形の高畠町の旅行（4章3）に発症数年後から誘っていました。一度行く方向になったものの最終的にやめて、六年目にやっと行く決心をしました。

　このような体験をすると、本人も多少自信がつき、そして心に余裕が出て周囲を観察できるようになりました。「どこか好きなところに出かけたら」と、妻に配慮した発言をしたときには、「ほんとう！」と、妻は私と目を合わせました。そのあと、妻は一人で四～五時間、渋谷に行くこともできました。

　発症から八年半後の八八歳のときには、原稿用紙八枚の原稿依頼がきて、家族の協力があるとはいえ、下書きを数百枚書くほどの集中力がありました。しかも発症三～四年後の字とは比較にならないほど上手であり、八八歳でここまでできるのかと家族と顔を見合わせるほどでした。

八〇代の高齢で重度の高次脳機能障害がある場合でも、発症から三〜四年後に落ち着きがみられ、その後の回復は予想以上のものでした。

したいことが見つかれば、高齢でも年単位で変化する可能性を、私は学んだのです。

事例4　一〇代のときに重度の脳外傷

この人は一九八〇年、一三歳のときに交通事故により受傷。口から下の四肢まひがある閉じ込め症候群になり、一時的に気管切開をしてカニューレ管を挿入しました。本人としては、全身運動、表情、そして声が失われた状態のため、自分があってないような存在に思えたそうです。わずかに動いたまぶたや首でYES、NOを表示し、文字盤とうなずきでコミュニケーションをとっていました。

その後、リハビリ病院に三カ月間入院し、頭部にヘッドスティックを取り付けてキーボードで書字ができるようになりました(写真)。このようにコミュニケーションをとることができて、希望がわきました。

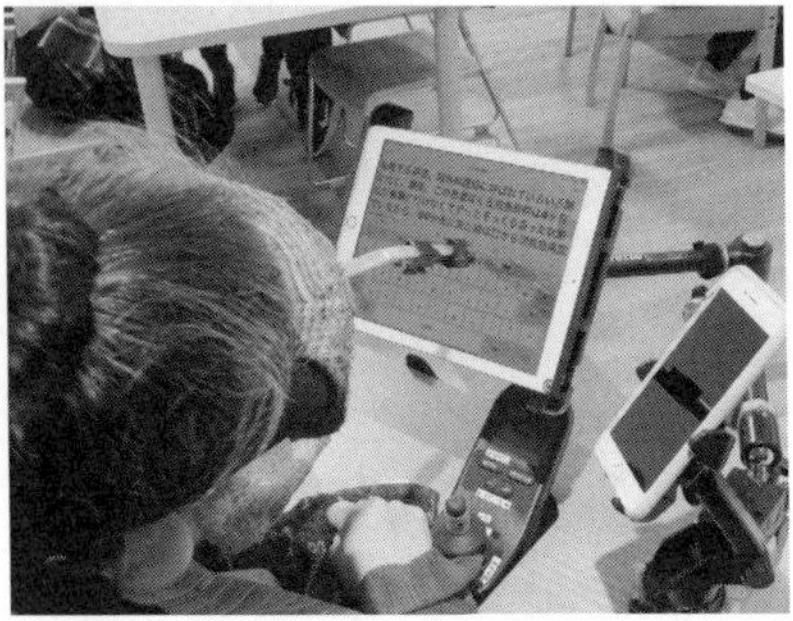

著者撮影

頭につけたヘッドスティックで文章をつくっている

一九八二年、自宅で、両親を含めた四人の生活が始まりました。母親以外とはコミュニケーションをとることがない日もあり、家族との在宅生活を始めたことを後悔しました。

一九八八年、中国のシルクロードへの団体旅行に、家族抜きで三一日間参加。それまでは、周囲の人々から普通に接してもらえないことがほとんどでしたが、ここで出会った旅仲間に援助してもらえた体験が、本人にとっての転機になりました。

一九九一年、二三歳のとき、母親は彼女を介護するため自分の時間がもてない状態でした。そこで、見た目とは違う自分を理解してくれる人を増やし、社会にかかわれるようになるために一人で暮らしてみようと、療護施設に入所しました。施設では日常的に電動車いすや合成音声機、ワープロやパソコンを使用していたので、より多くの体験をすることになりました。当初は文字やトーキングエイドによるコミュニケーションをスムースにとることが想像以上にむずかしくて双方でイライラし、用事を頼みに近づこうとすると施設の介助職員に避けられたこともありました。

ただし、施設はさまざまな配慮をしてくれて、施設から、または個人で、外出や一泊旅行などあちこちに行く機会がもてました。また雑誌での連載を始め、施設が増築したあとは個室に入り、より活動的になりました。『車椅子の視点』を一九九八年に出版後は取材を受けたり、講演したりすることも認められました。個人旅行でダイビングやパラグライダーを体験し、施設の行事で乗馬体験もできました。

二〇〇三年、三六歳のとき、大手企業でインターネットを利用してのパートを始め、自分の健康保険証を持ち、父の扶養家族から外れたことも一人暮らしの遠因になりました。

当時は電動車いすの電源を入れると膝下に力が入って足がステップの後ろに落下していたので、足の落下防止シートを膝下に張って強いマジックテープで開閉していました。

しかし二〇〇四年、足の落下防止シートがきちんとついていなかったため剝がれてしまい、足が床に落下して前屈状態になり、なぜか全身から力が抜けてお尻が前にすべり、自力ではどうすることもできない状態になってしまいました。廊下を行き来する人に大声を上げても、当時の声は廊下までは届きませんでした。そのうち、だんだんと頭がボーっとしてきて息苦しさに涎《よだれ》でむせ始めたころ、職員の声と足音が聞こえ、慌てて抱き起こしてくれました。

そのころ、自立生活で一人暮らしをしている障害のある人の話を聞いていたので、今回の事故をきっかけに、「自分で自分の命を守りながら生活をするなら、親に反対されても絶対にここを出る！」と決めました。

一人暮らしのための準備として、自立生活している人の自宅を見学したり、自立生活セミナーを受講したりしました。また、自分でできることを増やすために食事の介助ロボット（マイスプーン）と、それを置くベッドサイドテーブルを購入しました。

二〇〇五年、三八歳のとき、施設から一人暮らしの新居に引っ越しました。しかし、当時は家族とのコミュニケーションがあまりとれておらず、新居と施設は遠かったので、事前にヘルパー事業所を自分で決めることができませんでした。結局、役所の人にお願いして、とりあえず事業所を決めてもらいました。

家具がないなか、初対面のヘルパーさんとのコミュニケーションも不安な状態で、念願の一人暮らしが始まりました。転居したため、仕事は辞めなければなりませんでしたが、新生活ではよいこともありました。施設では大声を出すと隣室の人に怒鳴られましたが、新居では一人の時間に大声で泣いてストレスを発散することができました。また、就寝時に発声練習や舌、唇、目などを動かす自主練習ができるようになりました。受傷後に交流が途絶えていた同級生たちとの交流も復活しました。

病気などでヘルパーさんが休むときに、最初は役所のほうで代わりの人を手配してくれる事業所を探してくれましたが、年がたつうちに「あなたにあったところを探してください」と介護事業所の情報を教えられました。そこで、自分一人で数十社から一社に絞ってメールで相談をして、現在は、その事業所がメインになっています。

そして、本人は事業所と直接、契約をしているので、ヘルパーさんが来れないと事前にわかっていれば事業所から代わりのヘルパーさんを派遣してくれますが、連絡不行き届きなどでヘルパーさんが来ないこともありました。その際には、特にスケジュールがない日なら本人だけ我慢すればいいですが、外出や外泊などで多くの人の手を借りなければならない日は、本人がベッドにいても直接事業所に連絡ができるようにしました。

二〇一一年、四三歳のとき、私と理学療法士が訪問を開始しました。四肢まひはありましたが、頸部は保つことができて、かなり正確に動かすことができました。ただ、肘・膝の周囲の筋肉はわずかに動くだけで、座った姿勢は保てず、背もたれが必要でした。また構音障害が重度で、ヘッドスティックでキーボードの操作をしてコミュニケーションをとっていました。右手で電動車いすの操作ができないときは、ヘッドスティックで操作をしました。食事はきざみ食や柔らかいものを食事介助ロボットやヘルパーさんの介助で食べ、トイレはヘルパーさんが滞在している時間(一二～一四時間)に行っていました。

本人の希望で当面、頸部～体幹、腕とあし、口腔周囲の筋力の強化、そして涎の軽減などをリハビリの目標にしました。その後、唇を閉じる時間が長くなり涎が軽減しました。

このころ、本人は東日本大震災を機に新しい文字盤(コミュニケーションボード)を考案作製し始めました。そしてテレビニュースの取材を受け、トーキングエイドのｉＰａｄ版を使用している様子が放映されました。

二〇一二年には、好きな音楽に合わせて声を出す練習を始めたことで、聞きなれたヘルパーさんが状況から推測して「おはよう」など聞きとれる程度の単語が発声できるようになりました。私が「調子はどうですか」とたずねると、本人は「ちょういいです」とｉＰａｄに入力しました。

翌年、訪問理学療法は通所サービスと訪問日が重なったため終了となりました。

二〇一五年には流暢な合成音声を使ったコミュニケーションアプリ(指伝話)の開発にかかわり、意見を述べる研究員となり、言語聴覚士やiPadユーザーの会合で講演しました。翌年には、日本脳損傷者ケアリング・コミュニティ学会の東京大会でシンポジストになりました。

二〇一七年、作製したコミュニケーションボードが福祉機器展コンテストで優秀賞を取りました。

また、これ以降、車いす乗車時に、上下の唇を意識的に合わせることができるようになり、コップで直接飲む以外にストローでも飲むことができるようになりました。その翌年には、車いすの机にカップホルダーを固定してストローをさすと、コップから一人で飲めるようになり、月日がたつうちに口から出てエプロンにこぼれる量が減ってきました。そのため、ヘルパーさんは別の作業をすることが可能になりました。

二〇一九年には、意識すればしっかりと口を閉じることができ、涎を飲み込むことが増えてむせが減り、スムースに薬が飲めるようになりました。また母音が聞き取りやすくなり、慣れたヘルパーさんはコミュニケーションボードを使わなくても推測可能な言葉が増え、これができるヘルパーさんの数も増えました。またベッドからトイレやふろ場に移動するために使うリフトを天井走行から床走行に替えたことで腰腹部、あしに筋力がつき、体の位置を少し変えることで、車いす乗車時や就寝中に生じた痛みを一人でもしのげるようになりました。

いまは、頸部や肩周辺の痛みと眼精疲労の原因であるヘッドスティックの代わりにiPadを入力するスイッチを改善し、今後のために入力に使える体の場所を探す予定です。

6章

高齢社会でのリハビリテーション

日本は世界に先駆けて超高齢社会に入っています。高齢者の特徴として、骨粗鬆症による骨折、腰痛、膝痛などの骨関節疾患などになりやすいことが言われています。ただし、「高齢だから」という要因だけでなく、高齢で友人が少なくなって人との交流や社会的な役割が縮小して外出をしなくなるなどの行動範囲が狭くなることによりあらわれる、生活不活発病(廃用症候群)による筋力の低下なども考えられるので、その見きわめが重要です。

1 高齢者が気をつけるべきこと

筋 力

高齢者にとって、何十年も使ってきた体に少しずつ衰えが出てくるのは、やむを得ないと思われますが、その衰えは年齢が主たる要因か他に要因はないか、をまず考えることが重要です。

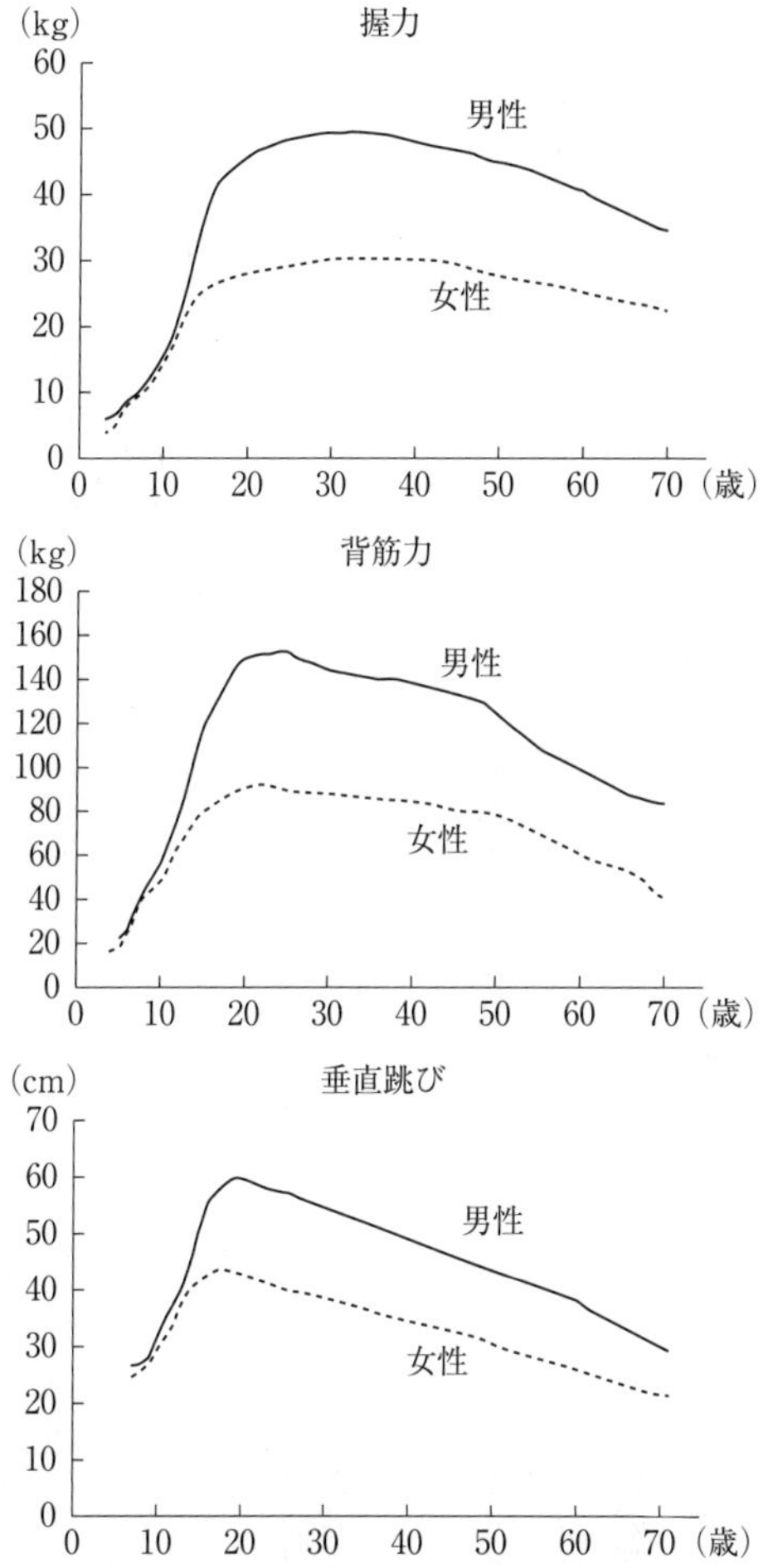

出典：首都大学東京体力標準値研究会編『新・日本人の体力標準値Ⅱ』不昧堂出版，2007 年を一部改変

図 6-1　筋力の年代別の変化(上から握力，背筋力，垂直跳び)

例えば、筋力低下。一般的に、二〇代を一〇〇として比較すると、七〇代では、男女差はありますが、握力が約七〇％、背筋力は約六〇％、垂直跳びは約五〇％などと低下します（図6-1）。このような状況でも年齢相応の生活をしていますが、風邪などで寝込むと、一気に筋力が低下します。

肺炎で入院して、ベッド上の臥床期間が長くなり、背筋力などの低下で座ることも不安定になった際、「年だからやむを得ない」と言われることが多いのですが、実は、筋力低下の要因は安静臥床による「生活不活発病」が大きな割合を占めています。そうであれば、筋力強化の練習をすることにより、筋力は増強できます。

ただし、高齢者であれば、筋力強化の練習を若い世代のように短期間に集中してやるわけにはいかないため、長期にゆっくりとすることになり、遅々として進まない印象があります。しかし日々少しずつすれば、数カ月後には年齢相応の手ごたえを感じることが多いのです。

そうとはわかっていても、回復するのに、動いていなかった期間の少なくとも四〜五倍はかかる印象があります。日々自主練習をするのも根気がいり、また結果が出るのに数カ月を要します。そのため、臥床期間をできるだけ短くし、「活動しないことによる筋力の低下」を少な

表6-1　登山歩行中および日常的な歩行や走っているときの，脚の筋肉の筋活動水準

(% MVC)

			大腿四頭筋		大腿二頭筋	前脛骨筋
			外側広筋	内側広筋		
〈登山歩行（不整地面、荷物なし）〉	25°	上り	25	29	35	31
		下り	37	40	18	16
	10°	上り	28	32	33	30
		下り	35	40	28	25
	0°		21	23	27	26
〈その他の歩行（整地面）〉	ウォーキング（100 m/min）		23	32	31	36
	通常歩行（70 m/min）		18	22	23	24
	後ろ歩き（70 m/min）		40	43	27	48
	ジョギング（130 m/min）		38	51	44	46
	坂道上り（10度，空身）		25	30	29	23
階段（空身）		上り	33	37	30	27
		下り	35	40	21	18

30% MVC 以上

注：大腿二頭筋は脚の裏の筋肉，前脛骨筋は脛の筋肉
出典：前川亮子，島典広，山本正嘉「登山中に脚筋にかかる負担度に関する筋電図学的研究——上りと下り，傾斜，ザック重量との関連から」『ウォーキング研究』No. 11，日本ウォーキング学会，2007年を一部改変

くする努力をおこなうのが、医療者にとって重要な役割になります。

高齢で筋力低下がある場合、「歩いて筋力を強くしたら」という話は少なくありません。

表6-1は、歩き方によって、どのくらい脚の筋肉に負荷がかかるのかというものです。表の数値は最大筋力を基準にしていて、脚の筋肉にかかる負担度を筋活動水準(%MVC)としてあらわしています。この値が三〇%以上のときは、筋力向上に可

能性があるとみなしています。

ただし、表6-1に示すように、早足歩行はある程度有効ですが、通常の歩行では筋力が強化されません(前川亮子ほか「登山中に脚筋にかかる負担度に関する筋電図学的研究」『ウォーキング研究』No.11)。階段の上りおりは有効ですが、転倒などのリスクに配慮しつつ、階段を使用するかどうか検討します。

座って膝を伸ばす運動、あるいは立ってスクワットをするなどで、大腿四頭筋の強化練習はよくされています。これも高齢者では股関節周囲の筋力、特に股関節を伸ばすお尻の筋肉、股関節を外に開く中臀筋などが弱くなっていることが多いので、理学療法士などとその練習方法を相談することが重要です。

事例　亡くなる直前まで自力でトイレに行った九〇代女性

この人は一人暮らしで、隣家に息子夫婦が住んでいました。一九九〇年に右人工股関節置換術、二〇一一年に腹部動脈瘤の手術をしました。

二〇一三年(九五歳)から、調理したり、外出して歩くことなどが大変になり、その年の春、私と理学療法士が訪問を開始し、あしの筋力を強くする練習、室内を歩く練習などをおこないました。それまでの生活は買い物に行き、息子夫婦に料理をつくるのが日課であり、「料理ができない、外出ができないので、早く死にたい」、「みんなの迷惑になる」と私たちが訪問するたびに言い、家族にも言っていました。

筋力低下は軽度であり、室内は一人で歩くことができました。その後、月二回の訪問による理学療法と、毎日の息子との筋力強化練習によって筋力の回復がみられ、まもなく週一回、近所への買い物に、ヘルパーに見守られながらシルバーカーを押して行くことができるようになりました。そして二〇一四年春に、訪問理学療法は約一年で修了しました。

その後、右股関節の腫瘤によって右大腿部が痛み、その年の夏には室内での歩行が不安定になり、手すりを四カ所つけました。秋には「家族を世話するのが生きている証で、今は生きている価値がない」との発言がありました。

二〇一五年二月(九七歳)、痛みが続いて筋力が低下したため、週一回の訪問理学療法を再開して、あしの関節を動かす運動、あしの筋力を強くする練習などをしました。右大腿部の痛みはそれほどありませんでしたが、むくみの強弱がありました。

二〇一六年に入って、息子さんとはベッド上の運動とトレッドミルの歩行練習を一〇分したのち、五〜一〇分の休みを入れて三回しました。息子さんの話によると、動機づけは「むくみを取る」というものだったそうです。毎日できるようになり、結果としてむくみも取れました。理学療法士としては、年齢と体力からこの練習の量は負担が大きいのではないか、と考えましたが、本人も息子さんの思いを受け入れ、いっしょにしている様子を見ると、続けることの大切さも伝わってきました。そこで中止させるのではなく、痛み、疲労があるときは無理しないようにと助言しました。

その後、右あしの痛み、むくみは続きましたが、体調がいいときは息子さんとの自主練習ができて、筋力が少し回復し、室内は杖があれば歩けました。理学療法士の訪問時、ベッドに入っていることがありましたが、筋力練習と歩行練習はできていました。

一一月の発熱後、体力が落ち、訪問時にはベッドにいることがほとんどになり、右あしのむくみも増大し、弾性包帯を巻くようにしました。この年の年末は体調に波があり、練習ができるときとできないときがあり、食事、トイレに移動するときには伝い歩き、あるいは介助が必要になりました。

二〇一七年二月に入り、ベッドからトイレまで手すりをつけましたが、それを使って一人でトイレに行くのは困難で介助を要しました。その月の一五日には、座ることも介助が必要な状態でした。そして一九日、一人でトイレに行って倒れているのが発見され、二二日に永眠されました。

高齢でも日々の小さな努力によるトレーニングで筋力が向上し、保たれました。命ある限りギリギリまで一人でトイレに行くことを望んでいました。

骨粗鬆症

年齢が高くなると、骨粗鬆症が増加します。特に、女性ホルモンの減少が大きく関連し、閉経後の女性に多い病気です。

人の骨は約二〇〇個あり、体重の約一六％を占めています(渡辺皓編著『新訂版 図解ワンポイント 解剖学』サイオ出版)。その役割は運動の際の体の支えになり、内臓などを保護し、血液を造るなどです。『骨粗鬆症の予防と治療ガイドライン二〇一五年版』によると、「古い骨は破骨細胞に吸収され、骨芽細胞が作る新しい骨で補充される」骨の新陳代謝機構である骨リモデリングがあります。この一連の過程には約三カ月かかり、「全骨格の三〜六％が常にリモデリングされる」ということです。

ところで、カルシウムは骨強度に大きく影響しますが、カルシウムの腸管での吸収を助けるのがビタミンDであり、骨粗鬆症に影響があります。

骨粗鬆症に関係するのは、骨質（マトリックスとミネラル）と骨密度です。骨密度は若年成人平均値の二〜三割減が「骨量減少」で、三割以上減が「骨粗鬆症」と定義されています。

治療としては薬が思い浮かぶことが多いのですが、予防には、薬以上に食事、運動が重要です。食事としてはカルシウムを一日七〇〇〜八〇〇mg摂取するのがのぞましく、具体的には、牛乳約二〇〇ccで二二〇mg、豆腐七五gで九〇mg、小松菜八〇gで一三六mgを目安にすることです。また、ビタミンDを四〇〇〜八〇〇IU摂取することも大切です。具体的には、キクラゲ、サケ、ウナギなどに豊富に含まれています。

運動としては、ウォーキング八〇〇〇歩を週三回おこないます。歩行は、骨量の維持効果が期待できます。また、運動することにより、骨量が増大して骨折を予防するというよりも、転倒を回避する能力に、より有効という見解もあります。

薬に関して、最近は毎日、週一回、月一回、半年に一回、一年に一回と、服薬や注射など、いろいろな種類がありますので、医師と相談するのがいいと思います。

転倒リスクが高まると、骨折しやすくなります。転倒リスクを予防する視点としては、姿勢を制御する機能の低下、筋力低下、視力低下、認知症、睡眠薬の服用の有無などを考えて検討する必要があります。

骨粗鬆症により骨折が起こりやすい部位を、2章2の(1)で述べていますが、これらは若年者では、大きな外傷などがなければほとんど骨折しません。

このように超高齢社会を迎えた今、前に述べたように筋力が低下したり、骨折をしたりする高齢者は増えることが予想されます。

しかし医療技術の進歩もあり、手術後は早期に起き上がって動くのが可能となっています。また病院では医療関係者に囲まれていて、安心していろいろなリハビリができます。

課題は、自宅に帰ってからです。在宅でも、理学療法士や作業療法士など医療関係者とのかかわりはありますが、日々、本人がリハビリなどをどうするかが大切になってきます。

一週間に数日は外出して歩く、もし歩くことがむずかしければ車いすで出かける、また栄養バランスのよい食事をする、筋力の弱いところを確認して強くする練習をする、などです。

筋力を強くする練習というと、あしにのみ目が向きやすいですが、お尻の筋肉と体幹、そして姿勢も重要です。

背骨が曲がると、バランスをとるため股関節、膝も曲がりやすくなり、立つこと、歩くことに影響が出てきます。背骨が曲がっている人はつきません。その場合には、体幹を伸ばす運動が必要になります。

ただし、日々最大限の努力をするのではなく、明日もまたできそうなくらいの練習にとどめて「継続」することが一番大切です。これにより年齢には関係なく、八〇〜九〇代でも「日々の、自分ができる少しの努力」で筋力が強くなることも可能です。

このことを自分一人ですることがむずかしい場合には理学療法士、作業療法士に相談してみましょう。そのためには地域でリハビリをしている療法士が必要です。次に、療法士などの地域でのありかたをみていきます。

2　医療・福祉関係者の連携から協働へ

「チーム三茶」

地域で医療、保健、福祉の仕事をしている人は、二〇年以上前から本や雑誌で「連携」の必要性を見ていると思います。私は、一九九三年「第一五回全国地域リハビリテーション研究会」の実行委員長になり、基調報告で「連携なのか、連絡なのか」について述べ、最近「チーム三茶」を経験し、やっと自信をもって「連携」について言えるようになりました。

二〇一五年二月から始まった一般社団法人オレンジクロスの「地域包括ケアステーション実証開発プロジェクト」に、私は仲間といっしょに「チーム三茶」として参画しました。仲間とは、診療所(個人)、二カ所の介護支援事業所(株式会社)、訪問介護事業所(営利法人)、訪問看護ステーション(株式会社)、地域包括支援センター(社会福祉法人)の六事業所の、医師、看護師、理学療法士、作業療法士、ケアマネジャー、社会福祉士、介護福祉士などさまざまな職種の人たちです。いわゆる「地域で顔の見える関係」である多職場、多職種の集まりです。

世田谷区は二〇一八年四月現在、人口が九〇万三〇〇〇を超え、高齢化率は二〇・一七％です。大きく世田谷地域、北沢地域、砧地域、烏山地域、玉川地域の五つにわけられ、「チーム三茶」の活動範囲は世田谷地域の三軒茶屋周辺です。

実証開発プロジェクトの要請もあり、私たちの活動の目的は、①より質の高いケアの実現、②より働きがいのある仕事、職場づくり、③対象者に適切なリハビリをすることにより、地域ケアが持続可能に、④多職場、多職種による平たいチームづくり、の四つとしました。

約四年半、月二回のペースで会議を開催し、討議と実践をくりかえしました。最初に、各職種が事例を紹介しながら、どのような考え、どのような手順で仕事をしているかを説明しました。すると、日ごろやりとりをしてわかっているように思えた他の職種の考え、実践内容への理解が足りていないことがわかり、それぞれの仕事の内容を深くイメージできるようになりました。

コーチング

そして、オランダの先進的な訪問看護グループ、ビュートゾルフによるワークショップ、現地研修を経て、事例検討会、担当者会議の組み立て方の検討、地域包括ケアを念頭に置いた勉強会という当初の計画を変更し、「コーチング」と「在宅版クリニカルパス（診療計画書）」に取り組みました。

なぜ今、コーチングなのでしょうか？

障害のある人や高齢者のケアにかかわるさまざまな職種が、そのかかわり方に悩むことが多くあることから、「コーチング」の手法を学ぶことにしたのです。「コーチ」の語源は、馬車にお客を乗せて目的地に運ぶ御者のことであり、障害のある人、高齢者を先入観なく客観的に評価し、本人の強みや特性を生かして、努力を見守り寄り添いながら能力が発揮できるように助言・伴走（支援）をするコミュニケーションの技法です。「本人の目標を共有し、本人の主体性をうながす」というチームの目標にも一致し、全員で研修を受けることにしました。

具体的には、一〜二週間に一回講師を招いて、土曜日午後に、二時間の研修を五回受講しました。内容は、高齢者、障害のある人に対してゼロポジション（先入観なく、相手を説得することなく傾聴すること）であるか、本人の向かう目標を共有し、本人が考えるようにうながしているか、本人の言葉を間《ま》を取りながら引き出しているか、誘導していないか、などです。座学だけでなく、お互いの立場でのシミュレーション形式でのやりとりをし、教わった技法を次の研修会までに実践してくるという宿題もありました。

在宅版クリニカルパス

もう一つは在宅版クリニカルパス、家での診療計画書です。

当時このチームのメンバーがたまたま大腿骨頸部骨折の人にかかわっていたので、まず、その人の「在宅版クリニカルパス」を作成することになりました。

このパスは、診療、看護、理学療法、介護などの結果としての本人の達成目標(アウトカム)を、入院先からケアマネジャーに在宅訪問の依頼があった時点、退院前、退院後の初回訪問、二週間後、一カ月後、一カ月半後、二カ月後、三カ月後の時点を想定して、経時的に作成しました。それに対して、ケアマネジャー、医師、理学療法士、看護師、介護士の各職種が各時期に訪問して何を目的に、どんなことをおこなうのか、などを時系列、各職種別に書いています。

具体的には、本人のアウトカムを全員で話し合って決め、次に各職種が自分たちの欄にやるべき内容を書き込み、それを全員で討論し、修正して再度討論し、並行して同じ時期の各職種の内容を調整して全体としてまとめました。その結果、こうした作業・議論を通じて、各職種の視点の違い、同じ職種でも事業所や経験の違いから考え方が異なることなどが見えてきました。

そして、この用紙を本人、家族に提示して同意を得たうえで契約をすることになりました。このことを通じて、本人(家族)の成果、各職種の実施すべき内容を共有できるようになります。各職種での経験の浅い人でも、これを見ながら他の職種が何をしているかを確認でき、自分は何をするべきかを再確認できます。

そして介護士は、本人が一人暮らしの場合、長期にかかわる必要があることが多いのですが、介護士以外は二~三カ月で訪問を修了することが明記されています。

実際に使用してみると、本人の成果に合わせてどの時期に何をしなければならないか、また他の職種は同時期に何をしているかがわかりました。本人にも何を目標に到達していくのかが理解でき、担当者の会議を開いた際、焦点を絞った議論が短時間でできました。

その後、今度は脳卒中の人のクリニカルパスに取り組み、新たに福祉用具専門相談員、住宅

表6-2　脳卒中の場合の，本人用のクリニカルパスの一部（初回訪問〜1カ月未満）

本人・家族
• 自分の脳卒中発症のもとになった病気の注意事項を知っている • 病院で練習した方法で食事，更衣，入浴，排泄を1人または介助によりおこなっている • 病院で練習した運動を実行している • 不自由なことや不安なことなどを支援する人に伝える • サービス担当者会議に同席する • 居宅サービス計画書(ケアプラン)の説明を受け同意，署名し受け取る • 福祉用具についての使用方法と使用上の注意点を理解し確認ができる • 自宅以外で他者との交流機会を持つことを考える
療法士
• サービス担当者会議に出席し，本人・家族と目標，支援内容，修了の目安などを話し合う(他の職種と共通) • 日常生活活動，歩行，痛みなど身体機能，心理面，住宅環境，福祉用具，介護力，介助方法などを評価し，本人・家族・関連職種に結果を伝える • 本人・家族へ今後の進め方と自主練習の必要性を説明する

「チーム三茶」作成

改修施工事業者、通所介護事業所の職員も加わりました。

経時的に本人の達成目標（アウトカム）を、入院先からケアマネジャーに依頼があった時点、退院前、退院後の初回訪問〜一カ月未満、一〜三カ月、四〜六カ月、七〜九カ月、一〇〜一二カ月、一年以上の経過で修了を想定した内容です。かかわる職種が多く、その内容も豊富なため、大腿骨頸部骨折のときより内容量が格段に多くなり、各職種用と本人（家族）用の二つを作成しました（表6-2）。

このようなパスを作成することを通じて、パスが完成したというだけでなく、各職種間の言葉の理解も図れることで、お互いの職種の考え、行動が理解できるようになり、「連携」している実感がわいてきました。

「連携」では「顔の見える関係」は入り口であり、お互いの「考え・行動がわかる」ことが必須です。「連携とは、多施設、多職種がいっしょにクリニカルパスをつくることで感じとり、さらにそのパスを活用して実践し、そこから協働していることが実感できること」と私は言えるようになりました。

在宅版クリニカルパスにより、退院から修了(その後のフォローを含む)までの流れと各段階での各職種の役割、何をするべきか、が明確になり、これをさまざまな事例で積み重ねていけばケアの標準化につながると考えています。

これからの課題は、このパスを使ってみて本人と家族から直接に意見を聞き、適宜修正していくことです。

3　高齢者、障害のある人が支え手に

二〇二五年には団塊の世代が七五歳以上になります。二〇二五年問題として、国を挙げて、その対策の議論がおこなわれています。

1章でも述べたように、これまでは高齢者、障害のある人を「弱者」と考えて、どのように支援していくかといった、いわゆる支援者側からだけの議論がなされていました。しかし、高齢者、障害のある人も支援されている現状に対して意見を言うことが重要です。そうすれば、支援する側の論理だけでなく、現に支援されている人々が、自分ですることと周囲の支援でしてもらうことをどのように考えているか、などの議論まで発展する可能性があります。

そこで、この議論の一端になることを提起したいと思います。

障害のある人が支援者になる

私は四〇年近くの現場経験から、障害のある人は支援を受ける側に固定されているのではな

いか、と疑問視してきました。

一般的に、障害のない人どうしは支援の「受け手」、「支え手」と場面で変化することは普通であると考えているのに、障害があるという理由だけで、支援の「受け手」の立場に固定されているのが現状ではないでしょうか。ここに「偏見、差別」が潜む余地があるとも考えられます。

確かに、「障害がある」と、日常生活、例えば、食事をする、トイレに行く、着替える、会話をする、近所に買い物に行く、などにいろいろな不自由さがあらわれてきますが、不自由さのみが強調されると、その人のよさ、できること、強みが後方に引いて見えにくくなってしまうことになりかねません。

また脳卒中などにより障害が残り、当初は「死にたい」、「人生終わりだ」、「人に迷惑をかけてまで……をしたくない」などと否定的な心理状態だった人が、三～五年もかけて乗り越え自信を取り戻します。その人には、日常的に支援を受けながらも人生の一大危機を乗り越えたがゆえに光り輝いて、いわゆる支援者を引っ張っていくほどの迫力があります。このような人々は支援の「受け手」でありながら、「支え手」でもあるという二つの立場に立っています。そういう意味では、障害のない人が障害のある人に対する考えを転換することが必要です。

日本脳損傷者ケアリング・コミュニティ学会

このことを実践するため、私は二〇〇九年に任意団体「脳損傷者ケアリング・コミュニティ学会」を仲間と立ち上げ、二〇一五年に「一般社団法人日本脳損傷者ケアリング・コミュニティ学会」と法人化しました。この学会には、脳損傷などにより障害のある人、その家族、保健・医療・福祉および行政関係の人、研究者、企業に勤める人などが参加しています。

この学会の目的は、定款で「脳損傷の人々並びに市民が同じテーブルにつき、地域において主体的な暮らしの実現及び脳損傷の人々がどのように改善するか等に関して学術研究、知識、技術の向上を目的にすべての人々が双方向に学びあい、その成果を社会に広め、共に生きるコミュニティの発展に寄与すること」としています。

これまでの全国大会は二〇一〇年から、第一回が島根県出雲市で大会長（以下同）は精神科医師高橋幸男氏、第二回は秋田県秋田市で神経内科医師長田乾氏、第三回は神奈川県横浜市で日本脳卒中者友の会理事長石川敏一氏、第四回は福島県会津若松市で作業療法士太田睦美氏、第五回は愛知県一宮市で福祉機器製造販売の森島勝美氏、第六回は東京都で私、第七回は北海道帯広市で作業療法士菅谷智鶴氏、第八回は再度、島根県出雲市で高橋幸男氏、第九回は神奈川県二宮町でスポーツ指導員宮地秀行氏でした。さまざまな職種、立場の人が大会長をしてきました。

東京大会の実行委員は、四八名中一三名が障害のある人でした。月一回の実行委員会を約一年間おこないましたが、徐々に障害のある人の発言が増えるとともに、全体を牽引する一翼を担うようになりました。

私にとっても初めての体験であり、障害のある人が積極的にかかわると、全体として調和がとれて、ほどよい緊張感がある雰囲気のなかで、まさしく双方向の議論ができました。東京大会には、全体で四五八名プラス数十名のボランティアが参加し、そのうち約一〇〇名が障害のある人でした。

そして学会の中には、研究委員会、研修委員会、当事者社会参加推進委員会、文化芸術・スポーツ委員会、広報委員会があり、障害のある人とともに企画・運営しています。

「主体性」とは、を考える

研究委員会の一つに主体性研究委員会があります。この研究委員会は二〇一五年二月から始まり、月一回(二〇一八年から月二回)のペースで開いています。脳卒中により障害のある人、医療機関、通所・訪問施設、大学職員などの医師、理学療法士、作業療法士、言語聴覚士、看護師、社会福祉士、介護士、水泳指導員など実務者、そして、心理学者の能智正博氏、社会学者の細田満和子氏、哲学者の長谷川宏氏の協力を得ています。研究責任者は能智正博氏です。内容としては、脳損傷の人の心理・価値観などが発症後、どのように変化していくか、周囲のかかわり方はどうあるべきか、を軸に検討をつづけています。

当初は、実務者の現場での多くの経験を集約してまとめ、それをみんなで議論することをくりかえしていました。そういうなかで、今、本人の心理的な段階を四期にわけています。第一期は「そのうち治るだろう」、「かぜのひどい状態」などと障害を軽く認識している楽観期、第二期は時間が経過するなかで思うようによくならないと「治らないのでは」、「このままだったらどうしよう」、「人生終わりだ」、「障害があるから何もできない」などと自己否定的に現状を認識するうつ期、第三期は徐々に、みずからさまざまな行動を起こす活動期、第四期は障害があってもその人らしい生活ができて支援の「受け手」でありながら「支え手」も担える自己肯定期です。

多くの人は、脳損傷の症状を発症した当初の楽観期を経て、自己否定的なうつ期に入るようです。この時期は、「できない」、「周囲の人に任せる」心理状態です。そのころから、周囲のかかわりや時間の経過により、徐々に変化し、「できない」から「できるかな」、「周囲の人に任せる」から「自分で判断し行動する」ようになります。最終的に、自己肯定期になり、「みずからの生活を、みずからコントロールできる」状態になると考えています。

ところで、このような抽象的な概念だけではその人がどういう段階にいるか判断しづらい面があり、臨床現場でのわかりやすく具体的なイメージの内容を議論することになりました。そこで、この段階を時間性、空間性、関係性、の三つの視点から判断することにしました。また、何かを行動に移すのに自我の関与がどの程度かも評価することにしています。

これらを、本人へ質問（観察を含め）をして判断する予定です。

医療者や福祉関係者のかかわり

次に、医療者や福祉関係者のかかわりについて考えます。

一般的に周囲のかかわりは「支援」ですが、楽観期からうつ期は「援助・助言」でいいと思います。その後は本人の主体性をうながすために医療者、介護士は本人に伴って歩み、ときに興味、役割などを提案して本人に決定・実行してもらうことを重ねるなかで、本人が少しずつ自信をつけ、徐々に自発的に目標を立てて実行していくようになれば、医療者などは後方支援にまわれるという意味で、「伴歩・提案〜後方支援」になります。そして、自己肯定期になれば本人が「支え手」を担うことも可能となり、お互いが「双方向」の関係になります。

かかわりの初めは人と人との関係であり、信頼関係が軸になります。信頼を築くには、本人の理解や不安の軽減が必要です。

前にも述べたように、医療者は長年勉強して多くの経験知があり、本人を体の状態や、会話、日常生活の能力などの視点から見ることが多く、まひなどが三〜六カ月後にはどういう状態になるか予測でき、ある程度将来的な機能・能力が見えるという立場にあります。

他方、病気や大けがが初めての経験である本人は現状を認識できず、戸惑い、先まで読めないので困惑や不安が入り混じった心理状態が長期間続き、どうしたらいいかの判断すらできず立ち往生することもしばしばです。

その際、医療者は、本人を医療者の物差しで測らないで、まずは本人の心配・不安などの思いを「そのように考えているのですね」と思いをめぐらせて、批判をせず、そのまま受けとめることが重要です。そのことで本人も「聞いてもらえた」と気持ちが安定します。

本人を理解するには、発症前の社会的な地位、仕事の内容、家庭での役割、性格や、ストレスフルな出来事への対応の仕方などの情報を収集して参考にします。非常に慎重になり石橋をたたいても渡らない、あるいは石橋をたたかないで渡る、といった本人の危機への対処法を知ることも重要でしょう。また、医療者は評価をする際、問題点(弱点)を探すことになりやすいので、あえて「強み」は何かを意識することも大切です。趣味や興味、大切にしていることなどの情報も収集しておくと、活動を提案する際の参考になります。

そのほか見ておくべきなのは、本人の現状に対する心配、不安はどんなことなのかという心理面、まひの状態、食事、トイレなど日常生活での活動がどの程度できるか、歩行は一人でできるか、だれかの見守り・介助が必要か、その範囲は室内か、屋外も可能か、などの身体面です。また、家族との日常生活レベルの会話は可能か、他人との会話はどうか、仕事レベルまで可能か、などです。

なお、いままでは患者や障害のある人に比べ、圧倒的に知識量に差がある医療者が、障害や今後の見通しを説明してきましたが、患者や障害のある人は負の面を思いやすいため展望が見いだせず、うつ状態が長く続き、気持ちの転換に長期間を要しています。そこで、先輩の障害のある人にピアサポーターとなってもらい、障害があってもさまざまな工夫で生活ができて、多様な趣味活動、旅行なども可能であるという肯定的な面を示すことにより、うつ状態の期間が短縮するのではないでしょうか。

この仕組みを回復期リハビリテーション病棟にも導入し、できるだけ早期にピアサポーターの話などにより入院患者が今後のことを考えられるようなシステムをつくっていければよいのではないかと私は考えています。

主要参考文献

1章

中村隆一監修『入門リハビリテーション医学』第三版、医歯薬出版、二〇〇七年

上田敏『目でみるリハビリテーション医学』第二版、東京大学出版会、一九九四年

竹内孝仁「リハビリテーション医学――人間科学としての特質と展望」『医学のあゆみ』一〇五号、一九七八年

有川宏幸ほか「"Nothing about us without us!"がもたらすもの――障害者権利条約から見る特別支援教育」『日本教育心理学会第57回総会発表論文集』二〇一五年

障害者福祉研究会編『国際生活機能分類』中央法規出版、二〇〇二年

長谷川幹編著『発症部位別にみた　脳卒中者のリハビリテーション――入院から地域連携まで』第二版増補、日本医事新報社、二〇〇〇年

2章

内山真一郎、NTT東日本伊豆病院看護部監修『脳卒中(Brain Attack)の治療とケア――急性期の治療・看護と回復期のリハビリテーション看護』医学芸術社、二〇〇三年

種子田護「脳動脈瘤」、生塩之敬、種子田護、山田和雄編『ニュースタンダード脳神経外科学』第四版、三輪書店、二〇一七年
岩井榮一『脳――学習・記憶のメカニズム』朝倉書店、一九八四年
日本救急医学会「日本救急医学会・医学用語解説集」二〇〇九年
尾前照雄総監修『これだけは知っておきたい脳卒中――予防と治療のすべて』日本放送出版協会、一九九六年
中村監修、前掲書
渡辺皓編著『新訂版 図解ワンポイント 解剖学――人体の構造と機能』サイオ出版、二〇一六年
中村隆一、齋藤宏、長崎浩『基礎運動学』第六版、医歯薬出版、二〇〇三年
武田篤編著『パーキンソン病 実践診療マニュアル』第二版、中外医学社、二〇一八年
日本リハビリテーション病院・施設協会、全国回復期リハビリテーション病棟連絡協議会編『回復期リハビリテーション病棟 第二版――質の向上と医療連携を目指して』三輪書店、二〇一〇年

3章

岩井榮一、前掲書
P. Duus(半田肇監訳)『神経局在診断――その解剖、生理、臨床』文光堂、一九八三年
時実利彦『人間であること』岩波新書、一九七〇年
A. R. Luria(鹿島晴雄訳)『神経心理学の基礎――脳のはたらき』第二版、創造出版、二〇〇三年

加藤元一郎、鹿島晴雄編『注意障害』【専門医のための精神科臨床リュミエール10】、中山書店、二〇〇九年
J. M. Fuster(福居顯二監訳)『前頭前皮質――前頭葉の解剖学、生理学、神経心理学』新興医学出版社、二〇〇六年
鈴木真弓『神様、ボクをもとの世界に戻してください――高次脳機能障害になった息子・郷』河出書房新社、二〇〇六年
中沢一俊「記憶」、甘利俊一監修、田中啓治編『認識と行動の脳科学』【シリーズ脳科学2】東京大学出版会、二〇〇八年
三村將「遂行機能障害」、鹿島晴雄、大東祥孝、種村純編『よくわかる失語症セラピーと認知リハビリテーション』永井書店、二〇〇八年
和田義明『リハビリスタッフ・支援者のためのやさしくわかる高次脳機能障害』秀和システム、二〇一二年
地域ST連絡会失語症会話パートナー養成部会編『失語症の人と話そう――失語症の理解と豊かなコミュニケーションのために』中央法規出版、二〇〇四年
山鳥重『神経心理学入門』医学書院、一九八五年
鎌倉矩子、本多留美『高次脳機能障害の作業療法』三輪書店、二〇一〇年
特定非営利活動法人VIVID編『高次脳機能障害者の在宅生活実態調査――25人の事例研究報告書(2008-2014)』二〇一六年

4章

奥川幸子『未知との遭遇——癒しとしての面接』三輪書店、一九九七年
一般社団法人日本作業療法士協会編『作業療法マニュアル57』二〇一四年
E. L. Deci(石田梅男訳)『自己決定の心理学——内発的動機づけの鍵概念をめぐって』誠心書房、一九八五年
山本和儀『ともに学び、ともに生きる——ノーマライゼーションの理念と統合教育の実践』朱鷺書房、一九九五年
日本アビリティーズ協会『障害者の尊厳と自立への闘い——アビリティーズ運動、チャレンジの45年』NPO法人日本アビリティーズ協会、二〇一一年
横張琴子編著『生命の灯ふたたび2——脳卒中後の重い障害を越えて創った作品集』新興医学出版社、二〇一六年
細田満和子『脳卒中を生きる意味——病いと障害の社会学』青海社、二〇〇六年
澤村誠志監修、日本リハビリテーション病院・施設協会編『地域リハビリテーション白書3——地域包括ケア時代を見据えて』三輪書店、二〇一三年
全国老人デイ・ケア連絡協議会監修『通所リハビリテーション——様態別プログラム実践ガイド』中央法規出版、二〇一〇年
社会福祉法人世田谷ボランティア協会身体障害者デイサービスセンターふらっと編著『高次脳機能障害者とデイサービス——地域で進めるあきらめない回復支援』医歯薬出版、二〇〇五年

6章
首都大学東京体力標準値研究会編『新・日本人の体力標準値Ⅱ』不昧堂出版、二〇〇七年
前川亮子、島典広、山本正嘉「登山中に脚筋にかかる負担度に関する筋電図学的研究――上りと下り、傾斜、ザック重量との関連から」『ウォーキング研究』No.11、日本ウォーキング学会、二〇〇七年
渡辺皓編著、前掲書
骨粗鬆症の予防と治療ガイドライン作成委員会編『骨粗鬆症の予防と治療ガイドライン2015年版』一般社団法人日本骨粗鬆症学会、二〇一五年

あとがき

この本を構想してから、ここまでまとめるまでに三年以上かかりました。ここに書いたことは、私が実際に経験し、実践してきたことが中心になっています。

私は四〇年近く世田谷区でリハビリ医師として活動してきて、障害のある方、そして家族の方々の想像を超える労苦から多くのことを学ばせていただきました。本文中に登場された障害のある方、家族の方には、ご自分の体験を掲載することをご快諾いただきました。感謝申しあげます。

一九九三年に妻が脳出血を発症しました。それまで約一〇年間、リハビリにかかわり、患者の家族がどのような状況になるのかをある程度わかっていたつもりでしたが、自分たちの家族の混乱ぶりは予想を超えていました。

妻の母は毎日「娘はよくなるか」と私に聞いてきましたので、私はそのたびに、いろいろと説明しましたが、一カ月以上同じような質問が続きました。後日、秋田県出身の義母にとっては「脳卒中になるとよくならない」というのが定説だったということがわかり、義母は私の言葉が最初は信じられなかったそうです。

娘は妻の発病の翌日、高校を休みました。私は、母が病気になったためと思っていましたが、これも後日談で、「母が心配で一晩中泣いて目がはれた顔をクラスメイトに見せるのが嫌だった」と言っていました。

息子は、中学校の担任が家庭訪問するときに、母がその場に出るのを反対しました。私は、息子には失語症への偏見があり、母を人前に出すのが嫌なのではと思っていましたが、実は息子は「学校や友人に心配をかけないように母が倒れたことを伏せていたので、それが担任にわかるのが嫌だった」と、これも後日言っていました。

このように、共通の場にいても、人はそれぞれの立場で物事を考えて行動するということを、改めて考えさせられました。この経験から、発症後の本人、家族の気持ちは多様であることを思い、相手の考えを受けとめ、思考の幅を拡げて考えられるようになりました。

厚生労働省は、団塊世代が七五歳以上になる二〇二五年問題の解決策の一つとして地域包括ケアを示し、現場ではさまざまな職種、事業所、立場の人たちが連携、協働をめざしています。質的な向上には、時間はかかると思いますが、当事者を含めて地道に事例の検討を重ねる、あるいは地域において、顔の見える関係者が「チーム三茶」のように目的意識をもって話し合いを続けていくことなどが必要だと考えています。

私自身、全国の医療・保健・福祉関係の方々との交流から学ばせていただきましたことは数えきれません。

なお、この本の中の事例は論文などに書いたものも含まれています。また、新書という性格上、この本で参考にした主な文献などについては、主要参考文献にまとめました。

これまでお付き合いいただき、貴重な助言をいただいた障害のある人、ご家族、事例の掲載をご許可いただいた皆さま、全国の医療・保健・福祉関係者、「チーム三茶」、日本脳損傷者ケアリング・コミュニティ学会の皆さま、そして、クリニックの日々のカンファレンスでの議論などを通じてともに歩んできた中島鈴美、大島豊、藤田真樹の諸氏に感謝いたします。彼、彼女たちがいたからこその私だと思います。
そして、脳出血を発症して半年後には看護師として復職し、五年後には通常の業務をこなし、その経験からさまざまな示唆に富んだ意見を出してくれた妻の幸子、および二人の子どもたちに感謝いたします。最後になりますが、この本の進行に合わせて貴重なご助言などの労を惜しみなくとっていただきました坂本純子さんに感謝申し上げます。

二〇一九年六月

長谷川　幹

長谷川幹

1948年，島根県に生まれる．74年，東京医科歯科大学医学部卒業後，鹿教湯病院勤務を経て，整形外科からリハビリテーション科に転科．82年に世田谷区の日産厚生会玉川病院．98年桜新町リハビリテーションクリニック．2011年に三軒茶屋リハビリテーションクリニック(現在は医療法人社団三育会三軒茶屋内科リハビリテーションクリニック)を開設．

2009年から始めた脳損傷者ケアリング・コミュニティ学会(15年から一般社団法人日本脳損傷者ケアリング・コミュニティ学会)の理事長．

著書に『リハビリ医の妻が脳卒中になった時――発病から復職まで』(共著，日本医事新報社)，『あせらず あきらめず 地域リハビリテーション』(岩波アクティブ新書)，『主体性をひきだすリハビリテーション――教科書をぬりかえた障害の人々』(日本医事新報社)などがある．

リハビリ 生きる力を引き出す　　岩波新書(新赤版)1787

2019年7月19日　第1刷発行

著　者　長谷川幹《はせがわみき》

発行者　岡本　厚

発行所　株式会社 岩波書店
〒101-8002 東京都千代田区一ツ橋 2-5-5
案内 03-5210-4000　営業部 03-5210-4111
https://www.iwanami.co.jp/

新書編集部 03-5210-4054
http://www.iwanamishinsho.com/

印刷・精興社　カバー・半七印刷　製本・中永製本

ISBN 978-4-00-431787-6　　Printed in Japan

岩波新書新赤版一〇〇〇点に際して

ひとつの時代が終わったと言われて久しい。だが、その先にいかなる時代を展望するのか、私たちはその輪郭すら描きえていない。二〇世紀から持ち越した課題の多くは、未だ解決の緒を見つけることのできないままであり、二一世紀が新たに招きよせた問題も少なくない。グローバル資本主義の浸透、憎悪の連鎖、暴力の応酬――世界は混沌として深い不安の只中にある。

現代社会においては変化が常態となり、速さと新しさに絶対的な価値が与えられた。消費社会の深化と情報技術の革命は、種々の境界を無くし、人々の生活やコミュニケーションの様式を根底から変容させてきた。ライフスタイルは多様化し、一面では個人の生き方をそれぞれが選びとる時代が始まっている。同時に、新たな格差が生まれ、様々な次元での亀裂や分断が深まっている。社会や歴史に対する意識が揺らぎ、普遍的な理念に対する根本的な懐疑や、現実を変えることへの無力感がひそかに根を張りつつある。そして生きることに誰もが困難を覚える時代が到来している。

しかし、日常生活のそれぞれの場で、自由と民主主義を獲得し実践することを通じて、私たち自身がそうした閉塞を乗り超え、希望の時代の幕開けを告げてゆくことは不可能ではあるまい。そのために、いま求められていること――それは、個と個の間で開かれた対話を積み重ねながら、人間らしく生きることの条件について一人ひとりが粘り強く思考することではないか。その営みの糧となるものが、教養に外ならないと私たちは考える。歴史とは何か、よく生きるとはいかなることか、世界そして人間はどこへ向かうべきなのか――こうした根源的な問いとの格闘が、文化と知の厚みを作り出し、個人と社会を支える基盤としての教養となった。まさにそのような教養への道案内こそ、岩波新書が創刊以来、追求してきたことである。

岩波新書は、日中戦争下の一九三八年一一月に赤版として創刊された。創刊の辞は、道義の精神に則らない日本の行動を憂慮し、批判的精神と良心的行動の欠如を戒めつつ、現代人の現代的教養を刊行の目的とする、と謳っている。以後、青版、黄版、新赤版と装いを改めながら、合計二五〇〇点余りを世に問うてきた。そして、いままた新赤版が一〇〇〇点を迎えたのを機に、人間の理性と良心への信頼を再確認し、それに裏打ちされた文化を培っていく決意を込めて、新しい装丁のもとに再出発したいと思う。一冊一冊から吹き出す新風が一人でも多くの読者の許に届くこと、そして希望ある時代への想像力を豊かにかき立てることを切に願う。

（二〇〇六年四月）